贰阅｜阅 爱·阅 美 好
ERYUE

让阅读走心
让阅历丰盛

[美] 露易丝·海◎著

聂珍◎译

生命的重建

【自爱篇】

THE POWER IS WITHIN YOU

国际文化出版公司

·北京·

图书在版编目（CIP）数据

生命的重建.自爱篇/（美）露易丝·海著;聂珍
译.— 北京：国际文化出版公司，2021.11
ISBN 978-7-5125-1348-8

Ⅰ.①生… Ⅱ.①露… ②聂… Ⅲ.①心理健康—普
及读物 Ⅳ.① R395.6-49

中国版本图书馆 CIP 数据核字 (2021) 第 165565 号

THE POWER IS WITHIN YOU

By Louise L.Hay

Copyright © 1991 by Louise L.Hay

Original English language publication 1991 by Hay House,Inc.,California,USA.

Tune into Hay House broadcasting at: www.hayhouseradio.com

北京市版权局著作权合同登记 图字 01-2021-5409

## 生命的重建（自爱篇）

| | | |
|---|---|---|
| 作　　者 | [美]露易丝·海 | |
| 译　　者 | 聂　珍 | |
| 总 策 划 | 陈　宇 | |
| 责任编辑 | 侯娟雅 | |
| 特约编辑 | 袁艺丹　商金龙 | |
| 封面设计 | 零创意文化 | |
| 出版发行 | 国际文化出版公司 | |
| 经　　销 | 全国新华书店 | |
| 印　　刷 | 北京晨旭印刷厂 | |
| 开　　本 | 787 毫米 × 1092 毫米　16 开 | |
| | 17.5 印张　　　168 千字 | |
| 版　　次 | 2021 年 11 月第 1 版 | |
| | 2021 年 11 月第 1 次印刷 | |
| 书　　号 | ISBN 978-7-5125-1348-8 | |
| 定　　价 | 56.00 元 | |

国际文化出版公司

北京朝阳区东土城路乙 9 号　　　邮编：100013
总编室：（010）64271551　　　传真：（010）64271578
销售热线：（010）64271187
传真：（010）64271187-800
E-mail：icpc@ 95777.sina.net

# 献 词

　　谨以此书献给那些参加过我的讲座的人、海氏出版社（Hay House）的员工和这些年写信给我的人。当然，也包括琳达·加尔文·汤臣（Linda Carwin Tomchin），这本书的创作离不开她的帮助。因为认识了你们，我的心灵得到了成长。

# 目录

# 第三部分｜爱自己

# 第四部分 | 发挥你的内在智慧

# 前　言

　　本书包含许多信息，请不要迫使自己一下子消化所有信息。请先运用那些能够让你茅塞顿开的理论。如果你不同意我说的某些内容，那就将它们放在一旁。哪怕你只能从这本书中学到一个好的理念，只要它帮助你提高了生活品质，我就感到很满足了。

　　在阅读过程中，你会发觉我使用了许多诸如"力量""智慧""无限的精神""更高的权力""上帝（神）""宇宙的力量""内心的智慧"一类的词汇或短语。我这样做是想向你说明：你可以不受限制地选择名称，来称呼统领宇宙万物和潜藏在你内心的"力量"。你如果不喜欢某个名称，就可以用自己觉得合适的名称代替它。以往我读书时，我甚至会划掉自己不喜欢的词汇或名称，用更喜欢的词来代替。你也可以这样做。

　　你还会注意到，我拼写两个词汇的方式与惯常的拼写不同。我把疾病"Disease"拼写成"dis-ease"，用来代指与你或你所处环境不和谐的所有事物。另外，我把大写的艾滋病"AIDS"拼成小写"aids"，来削弱这个词的严重程度，"dis-ease"的拼写方式也是为了达到这种效果。这种方法最初是由史蒂芬·彼得（Stephan Pieters）牧师提出的，海氏出版社的全体人员也一致同意用这种方法，我们期盼读者也能够赞同。

本书是对《生命的重建》一书的延伸。随着时光的流逝，我产生了一些新的思想，我想和大家、和每一个写信给我的人分享这些思想。我希望大家能注意到一件重要的事情——我们在"外界"找寻的力量也潜藏于我们的心中，我们随时都可以通过积极的方式运用这种力量。希望这本书能让你认识到——你拥有强大的力量。

# 导　言

　　我不是治疗师，因为我没有治疗过谁。我把自己看作一块垫脚石，可以帮助人们踏上自我发现的旅程。我创办了一个场所，教导人们爱自己，从而让他们了解到自己有多么出色。这就是我的工作，我是为人们提供支持的人。我帮助人们把控自己的生活，发现自己内在的力量、智慧和优点。我帮助他们清除各种障碍，使得他们无论在什么样的境遇中都能够爱自己，但这并不意味着我们再也不会遇到问题，而是我们面对问题时会做出和以前不一样的反应，让情况变得大不相同。

　　多年来，通过为病人做咨询，在美国乃至全世界各地指导数以百计的研习班和培训项目，我发现，解决所有问题的途径只有一条，那就是：爱自己。当人们开始每天多爱自己一点时，他们的生活就会奇迹般地好起来，他们会找到自己想要做的工作，赚到自己需要的钱，与身边人的关系也会得到改善，各种问题都会迎刃而解。这一切的改变都源于一个非常简单的前提——爱自己。有人曾批评我将问题过于简单化，而我发现，大道至简。

　　最近，有人对我说："你给了我最奇妙的礼物——你帮我找回了我自己。"我们中有太多人不愿意面对自己，我们甚至不知道自己是谁。我们不知道自己有什么样的感觉、想要什么。生命是一次自我发现的旅程，对我们来说，要获得启迪，就必须深入内心，了解我们自己是谁。我们要深信通过爱自己、照顾自己的方式，能让自己变得越来越好。爱自己并不是自私，而是让我们清楚地认识到，我们只有给予自己足够的爱，才能爱他人。当我们的内心充满爱和快乐时，我们才真的能够帮助这个世界。

　　对我来说，爱是一种深刻的赞赏。当我谈到"爱自己"时，我总希望我们能赞赏自己最真实的样子，接纳自己的一切，包括我们的小小特点、令我们尴尬的地方、我们不太擅长做的事情和那些优秀的品质。我们应当带着爱意，无条件地接受这样的自己。

　　不幸的是，许多人要等到减肥成功、找到工作或找到男朋友等等之后才会爱自己。我们经常对爱附加条件，但我们可以改变这种状态，爱当下的自己。

　　另外，从整体上来说，这个世界还很缺乏爱。我们的地球上存在着一种叫"艾滋病"的疾病，越来越多的人因为这种疾病死去。这种身体上的挑战让我们有机会越过各种阻碍、自身的道德标准、宗教和政治差异，敞开我们的心扉。我们中能做到这一点的人越多，我们就能越快地找到战胜这种挑战的办法。

　　如今，个体和世界都在发生重大的变化。我相信，这个时代的所有人选择来到这个世界上，成为这个变化着的世界的一部分，都是为了改变过去的生活方式，让我们的世界变得更有爱、更和平。

　　在双鱼宫时代 ① 中，我们曾向"外界"寻求救世主的帮助："救救我吧，救救我吧，请关照关照我吧。"现在，我们正进入水瓶宫时代 ②，我们正在学习深入自己的内心，寻找能够拯救我们的人。其实，我们就是自己一直在寻找的力量，我们掌控着自己的生活。

　　如果你今天不愿意爱自己，明天你也不会爱自己，因为你能为今天找到借口，就能为明天找到借口。或许 20 年后，你还会用同样的借口，甚至可能一生都离不开同样的借口。今天，你就可以完全地爱自己，不要再将这件事交给未来。

　　我希望建立一个让人们真诚相爱的世界。在这个世界中，我们能够展现真实的自己，周围的人们能够不加评判、指责或偏见地爱我们、接纳我们。这种爱可以从我们的家里开始。《圣经》里写道："要爱你的邻居，像爱自己一样。"太多时候，我们忘记了后半句："像爱自己一样。"只有我们发自内心地开始爱自己，我们才能真正地爱别人。自爱是我们给予自己最重要的礼物，当我们爱自己时，我们就不会伤害自己，我们也不会伤害其他人。人们拥有内心的平和后，世界上就不会再有战争、黑帮、恐怖分子、流浪汉，也不会有艾滋病、癌症、贫穷、饥饿。因此，在我看来，想要世界和平，我们要先拥有内心的平和。我们的心中要有理解、同情和宽恕，最重要的是要有爱。我们的心中有足够的力量改变这一切。

　　我们是可以选择爱的，就像我们可以选择愤怒、仇恨或悲伤一样。这始终是我们内心的选择。让我们从现在起就选择爱，它是世上最强大

---

① 　人更倾向求助于宗教的权威力量来解决自己的难题的时代。——编注
② 　人具备一种精神上的自我觉醒力与自我依赖性的时代。——编注

的治愈力。

这本书是我 5 年来讲学的一部分，能帮助你踏上自我发现之旅，让你有更多的机会了解自己，帮助你发现自己身上与生俱来的潜能。你懂得给予自己更多的爱，就会让自己融入无比奇妙的宇宙大爱。爱萌生于我们的心中，来源于我们自己。请用你的爱来帮助世界变得更好。

露易丝·海

1991 年 1 月

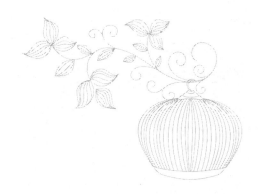

# 第一部分

# 意识觉醒

当我们拓展自己的思维和信念时，

爱就会自由流淌；

但如果我们畏缩不前，

就会将自己封闭起来。

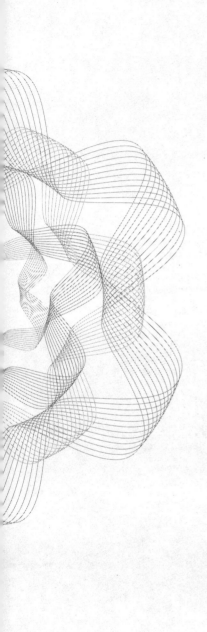

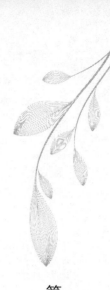

第一章　内在的力量

你越能在心中感
受到自己内在的力量，
你就越会在生命中获
得自由。

你是谁？你为什么会来到这个世界上？你对生命有什么样的认识？几千年来，要想知道这些问题的答案，都要**到你的内心深处去寻找**。这意味着什么？

我相信，**我们每个人的内心都有一种力量，它能够帮助我们拥有健康的身体、完美的人际关系和理想的职业，也能够带给我们成功**。但首先，我们要相信这一切是可能实现的。除此之外，我们还要愿意清除生活中那些不必要的障碍，深入我们的内心，挖掘这种内在的力量，它知道对我们来说什么是最合适的。如果我们愿意将生命交给这种爱我们、支持我们的力量，便能够创造更加成功并且充满爱意的生命。

我相信，我们的心灵始终与一个"无限的精神"相连，因此，我们总能学会各种知识和智慧。通过内心的亮光，也就是更高的自我或者说是内在的力量，我们与这个"无限的精神"——创造我们的宇宙力量——联系在一起。这种力量爱它所创造的一切。它是向善的力量，指引着我们生活中的所有事物。它不懂得憎恨、欺骗和惩罚，它是纯粹的爱、自由、理解和同情。我们应当把生命交给这个更高的自我，因为通过它，我们能将自身的善发掘出来。

我们要明白，我们能够以所有方式运用这种力量。如果我们选择沉溺于过去，反复回想以前令我们产生负面情绪的情境，我们就会深陷其中，无法自拔。如果我们做出理智的决定，不再成为往事的受害者，着手为自己创造新的生活，我们就会获得内心力量的支持，开启更幸福的新旅程。我不认为有两种力量，我认为无限的心灵只有一个。人们可能会说"还有魔鬼"或者还有"别人"。其实，只有我们自己。我们可以自由地决定如何利用这种内心的力量。我们的心里真的有魔鬼吗，还是我们会因别人与我们不同而对他们口诛笔伐？我们要如何选择呢？

# 责任 VS 责怪

我相信，我们的思维和情感模式造就了我们生活中或好或坏的一切。我们的思想创造出各种感受，然后我们按照这些感受和认识开始我们的生活。但这并不代表我们要为生活中的错误责怪自己，"承担责任"与"责怪"是不一样的。

**我所说的承担责任，实际上指我们是拥有力量的。责怪是对这种力量的漠视，而责任则赋予我们改变生活的力量。**如果我们扮演受害者的角色，那就是白白浪费了这种力量。如果我们决定承担起责任，就不会浪费时间责怪外界的人或事。有些人因遭遇疾病、贫穷或各种问题而有负罪感（有些媒体人喜欢称之为"新时代的负罪感"），因为他们认为自己在某些方面失败了。他们通常认为，任何事情都会以某种方式带来负罪感，因为任何事情都可能会让自己犯错，这和我的态度相去甚远。

如果我们能够把自己的问题和疾病当作思考如何改变生活的机会，那么我们将拥有力量。许多熬过大病的人表示，生病是他们最美妙的经历，因为生病让他们有机会以不同的方式体验人生。相反，也有许多人习惯于说："我是受害者，我太惨了，医生，请帮帮我。"我想，就算这些人的病情好转或者问题得到解决，他们的日子也会不好过。

**责任是我们应对某种情形的能力，我们有能力做出选择。**这并不意味着我们无视自己的现状和生活中存在的问题，而是意味着我们能够承认正是我们的能力造就了现在的自己。能够承担责任，我们才能拥有改变的力量。我们可以说："我们能做点什么来改变现状？"要明白，我们在任何时候都拥有内心的力量，问题在于我们如何运用这种力量。

现在，我们中的许多人认识到自己来自问题家庭。我们对自己以及生活中的人际关系有许多负面情绪。我的童年充斥着暴力，包括性虐待。我享受不到爱和温情，也没有自尊。甚至我在 15 岁离开家以后，还在继续经历着各种形式的虐待，我尚未意识到，我早年在生活中习得的思维和情感模式给自己带来了这些虐待。

成年人的心理会对孩子们产生影响。因此，我很早便懂得恐惧和虐待。随着我的成长，我又不断给自己创造类似的经历。我显然还不了解自己有力量改变这一切。我对自己极其苛刻，我认为自己缺乏爱和温情，所以，我必定就是个坏人。

到现在为止，你所经历的一切都来源于你过去的思想和信念。你不应带着着耻感回顾过去的人生，而应将过去看作你丰富、完整的人生的一部分。没有这种丰富和完整，就不会有今天的你。你没有理由责怪自己未能做到更好，你已经尽你所能地做到了最好。请用爱释放过去，请感谢过去给你带来了新的认知。

过去已成回忆，如何看待它取决于我们自己。我们活在此刻，感受着此刻，经历着此刻。今天我们所做的一切都在为明天打基础。所以，我们能做的只是今天的事，因为我们无法做明天的事，也无法做昨天的事。我们当下选择思考、相信和讲述的事情才是重要的。

当我们开始有意识地驾驭自己的思想和言语时，便拥有了塑造生命的工具。我知道这听起来很简单，请记住：我们的力量就在此刻。

你务必懂得，不是你的思维掌控着你，而是你掌控着自己的思维，一切尽在你的掌控之中。当旧的思维一再浮现出来并对你说"改变真难"时，你要夺过心灵的指挥权，对自己说："现在我相信，对我来说，做出改变会越来越容易。"你可以与自己的心灵进行几次这样的对话，直到让它认识到你是主宰，你会说到做到。

把你的思想想象成水滴。一个念头或一滴水微不足道，但如果你念念不忘，你就会发现，已经有几个水滴在地毯上形成了一块水渍，之后它们多到能汇集成一个小水坑，然后又变成了池塘。如果这些思想继续，就能变成一个湖，最后会变成海洋。你正在创造什么样的海洋？是污秽的、有毒的、不适合游泳的海洋，还是清澈的、蔚蓝的、吸引你在水中畅游的海洋？

经常有人告诉我说："我无法让某个念头在我的脑海中消失。"我总是回复说："不，你可以。"记得吗，你拒绝了积极的思想多少次？你只需要让自己的头脑知道你必须这样做，你要下定决心让负面的思想停止出现。我不是说，当你想要改变一些事物时，你必须要与自己的想法抗争，而是当消极的想法出现时，你只需要说："感谢你的分享。"这样，你既没有否认它们的存在，也没有向消极的思想屈服。告诉自己，你将不再接受任何负能量，你要创造新的思维方式。再强调一次，你不需要与自己的思想做斗争，你只需承认并超越它们。当你可以遨游在生命的海洋中时，又何必让自己淹没在负能量当中？

你注定是生命的美妙与爱的体现。生命正期待你对它敞开心扉——安心享受生命赐予你的一切美好。天地间的智慧和知识尽为你所用，生命在此给予你支持。请相信，你身上有一种"内在的力量"，它始终对你不离不弃。

如果你感到害怕，可以在呼吸间有意识地体会气息的进出。你的呼吸是生命赐予你最珍贵的东西。你可以尽情地呼吸，直到生命的最后一刻。你是否不假思索地接受这份宝贵的恩赐，却怀疑生命能否为你提供其他所需？你现在就应该认清自己的力量，并且认识到自己能做些什么。请深入内心，找寻自我。

每个人都有不同的观点。你有权利拥有你的观点，我也有权利拥有我的观点。不管世事如何变化，你唯一能做的就是做适合自己的事情。你必须叩问自己的内心以获取指引，因为你要依靠它的智慧才能找到自己的答案。当朋友和家人告诉你该做什么时，倾听自己内心的声音并不容易。然而，你要寻找的所有问题的答案都在你的心里。

每当你说"我不知道"时，便是关上了自己内心的智慧之门。更高的自我只会给予你正面的、支持性的信息。如果你开始收到负面的信息，说明你仍局限于"小我"和普通人的思维层面，甚至这些信息可能只是你自己的主观臆想——尽管我们也经常借助想象和梦境获得正面的信息。

**要做出适合自己的选择来支持自己。当你对自己的选择产生怀疑时，就问问自己："这是爱自己的决定吗？这是适合我的决定吗？"**你可能会在一天、一周或一个月后做出另一个决定，但每做出一个决定时，都请问问自己同样的问题。

当我们学会爱自己、信任我们所拥有的"内心的力量"时，我们便和"无限的精神"一样，成为充满爱的世界的创造者。我们对自己的爱会促使我们从受害者变成人生赢家。你是否注意到，自我感觉良好的人总是具有天然的吸引力，他们通常具备让人们赞叹不已的品质。他们对自己的生活感到快乐，做什么事情都轻而易举。

我很早就认识到，我的内心深藏着智慧与洞悉力。因此，在处理与他人相关的一切事务时，正如所有的恒星和行星都在自己的轨道上运行一样，我也遵循着适合自己的方法。凭借有限的头脑，我可能不理解万事万物，但我知道，在浩瀚的宇宙中，我正处于恰好的地方，在恰当的时间做着合适的事情。我当前的经历正是通往新的机会和认知领域的阶梯。

## 跟随内心的声音

思想是我们用来绘制多彩人生的工具。我记得，当我第一次知道，我如果愿意改变自己的思维，就能改变命运时，我震撼不已。当时，我居住在纽约，并在那里发现了"宗教科学教会"。①

心灵科学教会有传道人和修道人，他们继承着心灵科学教会的教义。正是他们最早告诉我"思维塑造未来"。虽然那时我不能理解他们的意思，但这个概念与我的内心产生了共鸣，它是我心中的一种声音。多年来，我已经学会了听从内心的这种声音。尽管有些选择看起来很疯狂，但只要内心的声音告诉我"就是它"，我就会

---

① "宗教科学教会（Church of Religious Science）"或称"心灵科学教会（Science of Mind）"，人们常将它与"基督科学教会（Christian Science Church）"混淆。前者由欧内斯特·霍姆斯（Ernest Holmes）创立，后者由玛丽·贝克·艾迪（Mary Baker Eddy）创立，两者都反映了新思想，但却是不同的哲学。

肯定这是适合我的选择。

于是，这些概念拨动了我的心弦。有种声音在说："是的，他们是对的。"就这样，我开始了学习之旅，学着如何改变我的思维。一旦我接受了某种思想，我就要去认真了解它。我读了很多书，我的家里变得像许多人家里一样，摆满了有关精神和治愈自己的读物。这些年我还参加了许多课程，探索了相关课题。我全身心地投入到这种新思维的哲学学习中，这是我人生中第一次真正的学习，在此之前我没有什么信仰。我的母亲是一个不虔诚的天主教徒，我的继父是一个无神论者。那时我有些奇怪的想法，认为基督教徒不是身披兽皮，就是会被狮子吃掉，我对这些都不感兴趣。

我真正投入到了心灵科学中，是因为在当时，它为我敞开了一扇门。我发现这真是棒极了。刚开始我觉得学习很容易，我掌握了一些理念，然后开始稍微改变自己的思维和说话方式。在此之前，我怨天尤人，自艾自怜。我沉溺在消极的情绪中，并不知道自己正在延续永无休止的自艾自怜的经历，那时候，我不知道世上还有更好的东西等着我。后来，在学习了心灵科学之后，我发现自己不再抱怨那么多了。

我开始聆听自己说的话。我开始意识到我在自我评判，然后试图停止这样做。我开始喋喋不休地说一些自我暗示的话，虽然连自己都不太明白它们的含义。当然，我是先从容易的事情做起的，随后，一些小变化开始发生了。我觉得一路顺畅，觉得自己简直是个奇才。我认为自己知道了所有，很快我就变得非常骄傲自大，在我的信仰中独断专行。我觉得自己知道所有问题的答案。但回过头来看，这只是一种让我在新的领域中感到安全的方式。

抛弃一直禁锢着我们的观念，通常会让我们感到很害怕。我真的被吓到了，于是我必须抓住点什么让自己感到安全。这对我来说只是开始，我还有很长的路要走，现在也是如此。正如大多数人走的路一样，这条道路并不平坦，喋喋不休地自我暗示并不总是奏效的，我也不明白为什么。我问自己："我做错了什么？"我随即又开始责怪自己："这是否又是一个证明我不够优秀的例子？"这种想法是我最顽固的观念之一。

这时，我的心灵科学老师埃里克·佩斯（Eric Pace）看着我，提出了"怨恨"这个概念。我全然不懂他在说些什么。怨恨？我有怨恨？当时我认为自己没有任何怨恨，毕竟，我在走自己的路，我认为自己的精神世界是完美的。现在看来，那时的我对自己的认识真是少得可怜！

我继续在我的生活中尽力做好每件事。我研习有关形而上学和精神的知识，尽可能多地了解我自己。我对各种知识来者不拒，有时还会活学活用。人们经常会学习许多东西，会理解它们，但并不总是会将它们付诸实践。时间似乎过得非常快，从学习心灵科学开始到成为教会的老师经过了3年，我开始讲授这门哲学。令人疑惑的是，为什么我的学生似乎还是会深陷困境？我给了他们许多好的建议，为什么他们不使用这些建议来改变现状呢？我从未想过，我只是在讲道理，而不是身体力行。这就像父母告诉孩子应该怎么做，而自己却反其道而行之。

有一天，我被诊断出患有阴道癌。一开始，我很恐慌。然后，我开始怀疑自己学的这些东西是否真的有用。这是一种正常的反应，我在心里想："如果我的心清净、安宁，我就不会生这种病。"回头来看，在我有足够的安全感时，我被确诊患有癌症。所以，我就可以在病情显现出来时着手应对它，而没有让它成为一个至死不解的谜题。

那时候，我已经有足够多的知识，知道不能再对自己有所隐瞒。我知道，癌症是积怨侵蚀身体导致的疾病，**如果我们压抑内在的情绪，它们就会到我们身体的某个部位中去。如果我们一辈子都在压抑消极的情绪，那么它们最终就会让消极的后果在身体的某个部位**

**显现出来。**

我终于非常清醒地意识到，我内心的怨恨（我的老师曾提到过许多次）来自童年时身体、精神和性方面遭受到的虐待。我憎恶过去，无法释怀。我从未付出任何努力去改变或释放这种憎恶。我离开家，这是唯一能让我忘记过去的方法。我以为自己已经抛却往事，其实我只是将它们埋藏在心里了。

当我找到自己的精神之路时，我用漂亮的精神外衣掩盖了自己的感受，将大量情绪垃圾隐藏在心里。我筑起一道高墙，将自己内心的真实感受隔离起来，我不知道自己是谁，身在何处。被确诊患了癌症之后，我才开始发自内心地努力学习认识自我。感谢上帝，我找到了改变自己的方法。我知道，如果我要获得持久的改变，就要深入自己的内心。是的，医生可以为我做手术，可以帮助我暂时控制病情。但是，如果我不改变自己的思维和语言方式，我可能还会为自己制造疾病。

我一直很有兴趣去了解我们把癌症放在了身体的哪个部位——肿瘤生长在身体的哪一侧，是在左侧还是右侧？右侧代表阳性的一边，它代表着我们给予的部分；左侧代表阴性，即接受的部分，我们通过这一部分来接受事物。在我的一生当中，我的身体问题似乎总是出现在右侧，我对继父所有的怨恨正是储存在此。

　　我不再满足于我所取得的进步。我认识到，我应该走得更远。因为我没有真正清除来自童年时代陈腐的思想垃圾，我并没有按照我想要的方式在生活中取得进步。我必须要辨认出自己的"内在小孩"，与他共同努力，他非常需要帮助，因为他还承受着巨大的痛苦。

　　我很快就开始了一项自我治疗计划。我把全部的注意力都集中在自己身上，几乎没有做其他事情。我致力于让自己康复，尽管这有点邪门，但我也坚持做了。毕竟，我此刻命悬一线。在接下来的6个月里，我每天从早到晚都几乎只做这一项工作。只要是我能找到的有关治愈癌症的替代疗法资料，我都会认真地阅读、研究，因为我确信癌症能被治愈。我做了一个排毒计划，清除掉体内因多年食用垃圾食品而累积的毒素。几个月中，我似乎只靠吃嫩芽菜和喝芦笋汤过活。我可能还吃了些别的，但让我印象最深的就是这两样。

　　我和心灵科学的修道人，埃里克·佩斯老师一起努力，清除我头脑中旧的思维模式，这样癌症就不会复发了。我开始进行自我暗示、视觉化和精神的治疗。我每天都对着镜子做练习，最难说出的句子是："我爱你，我非常爱你。"我总是会流很多眼泪，深呼吸好几次才能说出这个句子。每当我完成后，就感觉自己又向前迈进了一大步。我去见一位擅长帮助人们表达和释放愤怒的心理治疗师，我花了很长一段时间击打枕头和尖叫，这很奇妙，这种感觉真好，在我有生之年，我从未允许自己这么发泄过。

我不知道是哪一种方法奏效了，可能每种方法都起了一点作用。最重要的是，我一直坚持做这些，除了睡觉，我都在做练习。睡觉之前，我感谢自己在当天所做的一切。我敢肯定，在我睡觉的时候，我的身体仍处在康复的过程之中，早晨醒来时，我就会感觉到神清气爽、精神振奋。所以，在早上醒来时，我会感谢自己和身体在夜间付出的辛劳。可以肯定的是，我愿意每天都成长、学习、做出改变，而不是把自己看成一个坏人。

我也会努力地想要理解和原谅他人，其中的一个方法就是尽量深入了解父母的童年时代。我开始了解他们在童年时代受到过怎样的对待。我认识到，他们无法改变的行为来源于他们的成长方式。我的继父曾在家中遭受虐待，所以他会虐待他的孩子们。我的母亲从小被灌输"男人总是对的，男人无论做什么，女人都要言听计从"的思想。没有人教过他们与这些思想不同的道理，这就是他们的生活方式。我对他们的理解渐增，开始宽恕他们。

我能原谅父母多少，就能原谅自己多少，原谅自己尤为重要。我们中的许多人都会伤害自己的内在小孩，因为我们的父母也曾那样伤害过我们。我们在让这种伤害继续下去，这真令人痛心。当我们还是孩子时，其他人不善待我们，我们也没什么办法；但是当我们长大成人后，我们仍然不善待自己的内在小孩，就是灾难了。

**我原谅了自己后，就开始信任自己。我发现，我们怀疑人生或不信任他人，实际上只是因为我们不信任自己。**我们不信任有一个更高的自我能在各种情形下照顾我们，所以我们会说"我再也不要恋爱，因为我不想受到伤害"或者"我再也不会让这样的事情发生"。我们其实是在对自己说："我不相信你能照顾好我，所以我要远离一切。"

终于，我开始相信自己能够照顾好自己。我发现，一旦我开始信任自己，爱自己就会变得容易起来。我的身体正在恢复，我的心灵也得到了治愈。

就这样，我的心灵出乎意料地获得了成长。

随之而来的是我的容貌看上去更加年轻了。现在到我这里来的客户几乎都是愿意改变自己的人。根本不需要我多说什么，他们便会取得巨大的进步。他们能够感受到，我在实践我自己所教授的观念，所以，他们很容易接受我的想法，开始改善他们的生活品质。一旦我们开始在内心层面与自己和谐相处，岁月的流转似乎就会比以前愉悦许多。

那么，上述经历对我个人有何教益？我认识到，**如果我愿意改变我的思维，放下旧有的生活模式，我就有力量改变自己的生命。**上述经历还让我发自内心地认识到，如果我们愿意付出努力，我们的头脑、身体和生活就能发生难以置信的改变。

你已经尽你所能地做到了最好。当你懂的知识增多时，你就会做出与以前不同的选择，就像我那样。不要因为你的现状斥责自己，也不要因为做得不够快、不够好而苛责自己。请对自己说："我正尽我所能地做到最好，即便我现在身处困境，我也能想办法走出去，让我们找到最好的解决办法吧。"如果你只是告诉自己，你太蠢了，你一无是处，那么你就只会深陷困境之中。如果你想有所改变，你就需要给自己爱的支持。

我所用的方法其实并不是我自己创造的，大多数是我在心灵科学中学到的，也基本上是我所教授的内容。这些原则由来已久。如果你读过从前的心灵教义，你会发现里面有许多内容和我说的差不多。我受训成为"宗教科学教会"的一名传道人，但我并不隶属于任何教会，而是一个自由的灵魂。我用通俗的语言来讲解教义，这样会有更多的听众理解这些思想。这些奇妙的知识能够让人们厘清思路，真正理解生命的意义，运用自己的头脑掌握自己的人生。当我 20 多年前开始这些工作时，我完全想不到自己能够像现在这样，给如此多的人带来希望和帮助。

你是谁？

你来到这个世界上想要学什么？

你来到这个世界上想要教什么？

我们生而为人，都有自己独特的目标。

我们的性格、问题、恐惧和疾病并不能概括我们的一切，

我们也是精神、光、能量、活力和爱的化身。

我们与这颗星球上的所有生命息息相关，

我们每个人都有能力活出自己的意义。

无论我们的生活中发生了什么，

我们都已经用我们所拥有的理解、意识和知识做到了最好。

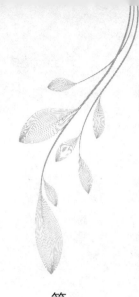

第二章　话语的力量

每天向自己宣告
你在生命中想要得到
的东西，就像你已经
得到它们一样。

# 心灵定律

世上有万有引力定律，还有一些其他物质方面的定律，如物理、电力定律，这中间的大部分我都不了解。世上也有精神方面的定律，如因果报应法则：**你做什么样的事情，就会得到什么样的回报。** 世上还有心灵定律。我不知道心灵定律如何运行，就像我不知道电力如何运行一样。我只知道，按下开关，灯就会亮。

我相信，当我们思考一种想法或者说出一个词语、一个句子的时候，它们会从我们的身上进入一种心灵定律中，并反映到我们的生活经历上。

现在，我们开始学习身心之间的联系。我们开始理解心灵是如何运作的以及我们的思想是如何出现的。我们的各种思想在头脑中闪现得很快，所以一开始我们很难塑造它们，而我们的口头表达则会慢一拍。所以，我们可以先倾听我们的思想让我们说什么，再将要说出来的话整理一番，不让消极的话从嘴里说出来，这样，就和先塑造思想再说话的效果一样了。慢慢地，我们就真的可以塑造思想了。

话语中蕴含着巨大的力量，我们许多人都没有意识到它们有多么重要。我们应当把语言看作我们在生活中不断创造万事万物的基础。我们会随时使用语言，但我们很少思考我们的说话内容和说话方式，我们也很少会注意到自己的用词。事实上，我们大多数人都喜欢说消极的话。

小时候，我们学会了语法，学会按照语法规则遣词造句。然而，我发现语法规则总是在不断地变化。某个时期不恰当的语法到了另一时期就变成恰当的了，过去的俚语现在被视为惯用法。然而，语法和词义没有直接联系，也不会影响我们的生活。

另外，在学校里没有人教过我，我说话时所选择的字词与我的生活经历有关；没有人告诉我，我的思想具有创造力，它能够塑造我的生活；没有人告诉我，我用语言表达的东西最终将会形成我自己的生活经历。这些黄金法则在向我们说明一个最基本的人生定律："待人应如待己。"你做了什么样的事情，就会得到什么样的回报。我无意怪罪别人，但确实没有人告诉过我，我值得被爱，值得拥有美好；也没有人告诉过我，生活会眷顾我。

我还记得当我们还是孩子的时候，我们经常以冷酷、伤人的方式互相叫骂，试图贬低对方。但我们为什么这样做？我们是从哪里学到这样的行为的？想一想我们所受的教导吧。

我们中的许多人，日复一日地被父母骂成是愚蠢的、呆傻的或者懒惰的孩子，我们好像是惹人讨厌的、不够好的孩子。有时候，我们会听到父母说，他们希望我们从未出生。听到这些话时，我们可能只是会退缩，但我们没有意识到，这些话语会给我们造成多深的伤害和多大的痛苦。

# 改变和自己说话的方式

很多情况下，我们会接受父母在幼年时给我们的信息。为了获得爱，我们会听从父母的话，"吃菠菜""打扫房间"或"整理床铺"。你会觉得，只有做了特定的事情，你才会被爱和接纳。然而，这只符合某些人的价值观，与你自己内心深处的"自我价值"毫无关系。你会觉得，自己只有做了这些事情取悦他人后才能存在，否则，你就无权存在。

这些早年的信息决定了我们与自己交谈的方式。我们与自己内心对话的方式非常重要，因为它会成为我们讲话的基础，构成我们的精神氛围，并为我们带来相应的经历。**如果我们贬低自己，我们的生活将变得没有意义；如果我们爱自己、赞赏自己，那么生活将是美好的、令人愉悦的。**

如果我们的生活不快乐、不美满，我们就会很容易责怪我们的父母或者其他人，因为这样看似更简单一些，只需说"这全是他们的错"就可以了。然而，这样的方法并不能将我们从困顿和沮丧中解救出来。责怪的言语不会带给我们自由。请记住，我们的言语中蕴含着力量，我们的力量来自对自己的生活负责。我知道，这听起来很可怕，但无论我们接受与否，这就是事实。我们如果想对自己的生活负责，就要对自己的言语负责，我们说出的话都是我们思想的延伸。

请开始聆听自己说的话。如果你听到自己使用负面的或片面的词语，就请将它们换掉。如果我听到一个负面的故事，我不会反复地说给周围的人听，我会认为到我这里就已经够了，到此为止吧。但是，如果我听到了一件好事，我会告诉每一个人。

当你和其他人外出时，注意聆听他们说话的内容和方式，看看你能否将他们说的话与他们的生活经历联系起来。许多人的生活充满了各种"应该"。"应该"是一个让我的耳朵听出老茧的词。每当我听到它时，就仿佛听到了钟声在我耳边敲响。我还经常听到有人在一段话中用到十几个"应该"。喜欢说"应该"的人总是在困惑，为什么自己的生活如此刻板，为什么不能摆脱现状。他们想要控制许多他们无法控制的事情。他们总是让自己和别人的生活中出现很多失误，然后，他们就质疑：为什么自己不能享受自由的生活？

我们可以从我们的思想中去掉"必须"这个词。这样，我们就会给自己减轻许多压力。我们常说："我必须去工作。我必须做这件事。我必须……我必须……"这样的话给我们带来了很大的压力。其实，我们可以试着将话语中的"必须去做"换成"选择去做"，这样就可以将这句话换成"我选择去工作，因为工作能让我马上支付房租"。"选择去做"可以让我们从完全不同的视角看待生活，让我们所做的每件事看起来都是出于选择，尽管事实可能并非如此。

许多人还喜欢用"但是"这个词。我们先做出陈述，然后说"但是"。这会引导我们的思想走向两个不同的方向，会给我们自己带来相互矛盾的信息。下次说话的时候，要注意"但是"的用法了。

另一个需要我们留意的词是"别忘了"。我们习惯于说"别忘了，别忘了这，别忘了那"，结果发生了什么？我们还是忘了！我们忘记了真正想要记住的事情。所以，我们可以试着用"请记得"这个词来代替"别忘了"。

当你清晨醒来时，你会因为不得不去上班而咒骂吗？你是否会抱怨天气？你是否会抱怨自己背痛或头痛？然后，你会想什么？

说什么？你是否会冲孩子大喊，叫他们起床？许多人每天早上都会或多或少地说同样的话。你说说看，你常用什么样的话开启新的一天。这些话是积极的、乐观的，还是对某个人或者某件事的抱怨和谴责？如果你抱怨、哀叹、满腹牢骚，它们就会反映在你一天的精神状态之中。

睡觉之前，你最后的几个想法是什么？它们是充满力量的思想还是为贫穷而担忧的思想？我说的贫穷，不仅仅指缺钱，还指以消极的思维方式思考生命中的任何事物，以及你的生命中那些难以改变的部分。你担忧明天吗？我通常会在睡前阅读一些积极的东西，我意识到在睡着时会为迎接第二天的到来而清理自己的头脑。

我发现，我的梦能够帮我处理许多麻烦和问题，我知道，它会在生活的各个方面帮助我。

我是唯一一个可以控制我的思想的人，正如你是唯一一个可以控制你的思想的人。没有人可以强迫我们用不同的方式思考，我们选择自己的思想，这是我们和自己对话的基础。我越来越能体会到这些思考方式对改变我的生活是有作用的，于是我开始更多地按照我教给别人的思考方式来指导自己的生活。**我留意自己的言语和想法，原谅自己的不完美，允许自己接纳自己，而不是奋力成为一个只**

被他人认可的超人。

当我第一次开始信任生命，看到生命待我的善意之处时，我感到了快乐。我的幽默变得没那么尖锐刺人，而是变得更有趣了。我努力放弃评判、指责自己和他人，停止讲述消极的故事。我们传播坏消息的速度太快了，真令人惊叹。我不再读报纸，不再看夜间11点的新闻播报，因为那个时段的报道都是关于灾难和暴力的，很少有好消息。我认识到，大多数人不想听好消息，他们喜爱听坏消息，这样他们就有了吐槽的谈资。我们中有太多人不断传播负面信息，直到人人都相信这个世界上只有坏事。曾经有一家广播电台只播报好消息，最后它倒闭了。

得了癌症以后，我决定停止传播流言蜚语。结果令我吃惊的是，我发现自己对别人无话可说。我发现，以前，无论我何时遇到朋友，我都会把最新知道的坏消息传播给他们。后来，我发现我们之间还可以有其他的交谈方式，虽然以前的习惯并不容易被打破。如果我讲其他人的闲话，那么其他人很可能也会讲我的闲话，因为做什么样的事情，就会得到什么样的回报。

当我开始与越来越多的人打交道之后，我开始认真倾听他们会说些什么，我开始注意他们说话时的用词，而不仅仅是听懂他们的大概意思。通常，与新客户交谈10分钟之后，我便能确切地说出为什么他们会遇到那样的问题。我能通过他们说话的方式理解他们，我知道，是他们说话时的用词导致了他们的问题。如果他们和别人说话时常用消极的方式，想象一下，他们和自己说话时会是什么样子呢？一定也是消极的——正如我提到过的"贫穷思维"。

我建议你可以做一些小练习，每次接打电话时，按下录音键，过后，听听你当时说了什么以及用什么样的方式说。你可能会感到震惊，你将会听到自己的用词和语音的变化，这将让你开始有所感悟。如果你发现自己将某些话重复了 3 遍或者 3 遍以上，请将它们写下来，因为这就反映了你的说话方式。可能有某些话反映出的是积极的、对你有利的说话方式，但也可能有一些反映出的是消极的说话方式。

## 潜意识的力量

说了这么多，我正是想要讨论潜意识的力量。我们的潜意识不为我们做判断，它会接受我们所说的一切，也会根据我们的想法做事。它总是说"好"。潜意识非常爱我们，我们说什么、想什么，它就给我们什么，选择的权利完全掌握在我们自己手里。如果我们选择那些贫穷的思想和观念，那潜意识就会假定我们需要那些，不断地给予我们和那些思想和观念一致的事物，直到我们想要改变自己的思想、信念和所说的话。**我们永远不会走投无路，因为我们随**

**时都可以重新选择我们的思想。**

我们的潜意识分不清真假、对错。我们不要在任何情况下贬低自己，比如不要对自己说："噢，我真是又老又笨。"因为潜意识会记下这句话，不久之后，你可能会再次这样认为，如果你多次这样说，它就会变成你潜意识里的信念。

潜意识不懂幽默，明白这一点很重要。你不能拿自己开玩笑，然后认为这没什么。如果你调侃自己，哪怕你试图卖萌耍酷，潜意识也会照单全收，认为这些都是真的。我不允许别人在我的研讨会上乱开玩笑，他们可以不拘小节，但是不能贬低民族、国家，等等。

所以，请不要拿自己开玩笑，也不要说任何贬损自己的话，因为这不会给你带来好的经历。也请不要贬低别人，潜意识不会区分你和其他人。它听到那些话，就会认为你是在谈论你自己。下一次你想要批评别人时，请问问自己，为什么会有这种感觉。你在别人身上看到的东西，就是在自己身上看到的。请停止批评他人，而要赞扬他们。一个月内，你将会看到自己内心的巨大变化。

我们的话其实体现着我们处事的方式和态度。你可以留意一下孤独、郁闷、贫穷的病人的讲话方式。他们使用哪些词语？他们认为自己正在面对着什么样的事实？他们怎样看待自己？他们怎样看待自己的工作、生活和人际关系？他们期盼着什么？请注意他们的用词。请不要跑过去对陌生人说他们的说话方式正在毁掉他们的生活；也不要对你的家人和朋友这样说，因为他们并不喜欢听到这样的话。**如果你想要改变，就让改变从自己身上开始发生。哪怕你只让自己的说话方式改变了一点点，你的生活经历也将随之发生改变。**

如果你是一个病人，认为自己无药可救，即将死去，而且觉得活着就是遭罪，觉得没有人帮得了你，那么请想一想，这种想法会为你带来什么？

你可以选择放下这些消极的生活观念，并开始肯定自己：你是一个可爱的人，你的身体应该得到治愈，你会吸引你所需的一切来实现自身的康复。请你相信，你愿意让自己好起来，那对你来说是安全的。

许多人只有在自己生病时才会感觉安全，让他们说"不"是很难的。只有在一种情况下他们能说出"不"来——"我病得太厉害了，所以不能做了"。这是个完美的借口。我记得自己在某个研讨会上碰到一位动过 3 次癌症手术的女士，她从不对任何人说"不"。她的父亲是一位医生，她是爸爸的乖乖女。所以，无论父亲要她做什么，她都会去做，对她来说，说出"不"字几乎是不可能的。无论你要她做什么，她都会说"好"。她花了 4 天的时间，才能声嘶力竭地喊出"不"。我让她一边挥动着拳头，一边大喊："不！不！

不！"当她跨出这一步时，她就喜欢上了说"不"。

我发现，许多患乳腺癌的女性都难以说出"不"字，她们关心每个人，唯独不关心自己。我想给患乳腺癌的女性一个建议，她们必须要学会说："不，我不想做，不！"如果连续两三个月，她们能对每件事都说"不"，很多事情就会出现转机。她们需要说："这是我想要做的，不是你想要我做的！"这样她们才能照顾好自己。

以前，当我和客户私下相处时，我会听到他们为自己开脱，他们总想让我知道，他们是因为这样或那样的原因才陷入困境的。如果我们相信并接受自己已经陷入某种困境，那我们就会真的被困住。我们被"困住"，是因为我们正在实践自己的消极思想。我们应当反其道而行之，开始专注于自身的长处。

许多人告诉我，我的录音拯救了他们的生活。我要你认识到，不是书或录音拯救了你，这些不会拯救你的生活，你利用自己所获取的信息做了些什么才是关键的。我可以给你许多理念，但重要的是你如何运用这些理念做事。我建议你花一个月或更长时间，反复聆听某次录音，让其中的理念变成自己的思维和行为习惯。我不是你的治疗师或拯救者，只有你才能给自己的生活带来改变。

你想听到什么样的结论?

我已经重复过许多次:

爱自己是你能做的最重要的事情,

因为当你爱自己时,你就不会去伤害自己或者其他人。

这是实现世界和平的药方。

如果我不伤害自己,也不伤害你,怎么还会有战争呢?

能到达这一境界的人越多,我们的世界就会越美好。

让我们认真聆听我们对自己和他人说的话,

这样,我们才能开始做出改变,治愈自己,

帮助我们的世界变得美好。

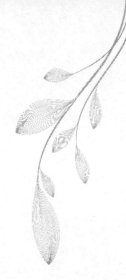

# 第三章　清除积习

请跨出第一步，
无论这一步多么小，
只要你愿意学习，伟
大的奇迹就会发生。

# 自我暗示的成效

我们了解了思想和话语的力量。**如果要获得改变，我们就必须训练自己，让自己的思维方式和说话方式变得积极。**你是否愿意将你对自己说的话都改造成积极的自我暗示？请记住，每当你有一个想法或者说出一个词时，都是在进行自我暗示。

自我暗示是起点，它会打开改变之门。实际上，你是在对自己的潜意识说："我正在承担责任，我想我能做出某些改变。"我说的自我暗示是指有意识地选择词语和句子，将某些东西从生活中清除，或者帮助自己在生活中创造出某些新的东西，并且用积极的方式做这两件事。如果你说"我不想再生病了"，潜意识只会听到"再生病"。你必须清楚地告诉潜意识你想要的东西，比如，你可以说："我感觉很棒，我的身体很健康。"

潜意识非常直截了当，它不懂策略和计谋，听到什么就是什么。如果你说"我讨厌这辆车"，那你将不会得到一辆漂亮的新车，因为它不知道你要什么。即使你得到一辆新车，也可能会在不久后就讨厌它，因为"讨厌"是你自己说过的话，潜意识听到了你说你

"讨厌这辆车"。你要用积极的方式清楚地表达出你的愿望，你可以说："我有一辆美丽的新车，它能满足我的所有需要。"

**我发现，如果你确实厌恶生活中的某些东西，能够让你以最快的速度放下这种感觉的办法，就是用爱祝福它们："我用爱祝福你，我放下你，让你离开。"**这个办法对所有的人、物、事都很有效。你甚至可以对想要摆脱的习惯试试这一招，看看会发生什么。我曾经见过一个男人，他对他吸的每一支烟说："我用爱祝福你，我放下你，让你离开我的生活。"几天后，他想要吸烟的欲望明显减少了。几周后，他就戒掉了吸烟的习惯。

# 你值得拥有美好

请思考片刻。现在，你想要什么？今天，你想要在生活中得到什么？想一想，然后说："我想要＿＿＿＿＿＿（你想要的任何东西）。"我发现许多人在这里就卡住了。

出现这个问题的关键在于，我们认为我们不配拥有自己想要的东西。我们是否有足够的力量就取决于我们是否认为自己配得到想要的东西。我们不配拥有某些东西的感觉来源于我们在童年时期获得的信息，但这并不意味着这些是无法改变的。常有人告诉我：

"露易丝，自我暗示不管用。" 其实，这跟自我暗示毫无关系，而是我们不认为自己值得拥有美好。

如果你想要了解你是否认为自己值得拥有某件东西，你可以说出一句自我暗示的话，在说出这句话时留意你脑海中出现的想法，然后将这些想法写下来，你就会非常清楚自己的想法是什么。那些不配得到、不爱自己的想法都来源于其他人，而你却把它们当成了真理。

当我们认为自己不值得拥有美好时，我们就会用各种方法给自己制造麻烦。我们可能会思维混乱、丢三落四、伤害自己，也可能会出现身体问题或遭遇事故。**我们必须要相信：我们配得上生活赐予我们的一切美好事物。**

为了清除错误或负面的认知，你需要具备什么样的想法才能开始创建新生活？你需要什么样的思想基础？你需要了解哪些事情？你要相信什么？要接受什么？

你可以从一些积极的想法开始行动，比如：

◇ 我是有价值的。

◇ 我配得到。

◇ 我爱自己。

◇ 我允许自己得到满足。

这些想法会形成信念的基础。你可以在此基础之上进行自我暗示，创造你想要的东西。

每当我在某地演讲结束后，总有人来找我或者写信给我，告诉我说他们在听我的演讲时获得治疗，有的时候效果甚微，有的时候却效果惊人。如果我们还没有做好放下某些东西的准备，那么无论我们做什么可能都无济于事。但是，如果我们做好了放下它们的准备，奇迹就会发生，哪怕是一次最微不足道的机缘，也能帮助我们放下。

如果你仍有无法改掉的坏习惯，就问问自己，它对你有什么用处？如果你找不到答案，那就换一种方式问自己："如果我能改掉这个习惯，会发生什么？"答案通常是："我的生活会更好。"这又印证了问题还是来源于我们认为自己不配得到更好的生活。

## 向宇宙厨房点菜

你第一次说出一句自我暗示的话时，它可能看起来不像真的。

但是请记住，自我暗示就像在土地里播种下了一颗种子。你今天播种下的种子不会在第二天就长成参天大树。我们要在种子成长的季节有些耐心。当你不断地重复自我暗示的话时，你将会放下那些你不想要的东西，让你的自我暗示变成现实，或者它会为你打开新的思路，或者你的头脑中可能闪现出大量的灵感，或者一个朋友打电话给你，问："你试过这种方法吗？"这些都会让你迈入下一个对你有所帮助的人生阶段。

请用现在时来进行自我暗示。你可以把这些自我暗示编成歌，将它们唱出来，一遍一遍地在你的脑海里重复。请记住，你不能用对自己的暗示影响其他人的行动。你不能肯定地说："约翰爱上我了。"这是一种操控，是在试图去控制别人的生活，效果往往会适得其反，你会因得不到想要的东西而失望。你可以说："我正被一个非常好的男人爱着，他……"并把你希望他能拥有的品质都列出来，这样，"内心的力量"就会将那个符合条件的完美对象带给你，这个人可能就是约翰。

你不知道另一个人的心路历程，也没有权力干扰他的生活，你当然也不希望别人对你这样做。如果别人生病了，你要为他们祈祷，给予他们关爱与宁静，而不是要求他们快点康复。

我喜欢把自我暗示看作向"宇宙厨房"点菜。如果你去一家餐厅，服务员过来，记下你点的菜，你不需要跟着他们去厨房看厨师是否接到了单子或者厨师是怎样烹饪菜肴的。你坐下来，喝点水、咖啡或者茶，与你的朋友交谈，你知道食物正在烹饪，做好后就会端出来。当我们开始进行自我暗示时也是一样的。

我们将点菜单送进"宇宙厨房"后，高明的大厨，也就是我们心中"更高的力量"将动手操作。因此，你只须继续自己的生活，知道有人会照顾你就可以了，一切都在井然有序地进行着。现在，食物来了，却不是你点的，如果你尊重自己，你会将它退回去；如果你不尊重自己，你就会将它吃掉。你有权对"宇宙厨房"这样做。如果你没有得到你真正想要的东西，你可以说："不，不是这个，我想要的是那样的。"出现这种情况的原因，也许是你点菜的时候没有说清楚。解决的办法就是释放它。

治疗和冥想结束时，我会说："一切就是如此。"其实我的意思是："更高的力量就在你的掌握之中，我把它交给你。"心灵科学教会传授的精神心灵疗法非常有效，你可以在当地的心灵科学教会或者欧内斯特·霍姆斯的著作中获取更多的信息。

# 改造潜意识

我们会累积各种想法，一不小心，旧的想法又会浮现出来。在改造思维的过程中，我们会时而进步、时而倒退，这很正常，这个过程也是一种自我训练。我认为，谁都不可能在 20 分钟内就完全掌握一门新技能。

你还记得自己第一次学习如何使用电脑时经历了怎样的挫败感吗？你需要练习，你得学习电脑是如何工作的，学习它的规则和系统。我把自己的第一台电脑称为"神奇的女士"，因为当我按照她的规则去操作时，她确实会给我带来魔法般神奇的结果。然而在我的学习过程中，每当我的操作过程出现偏差时，她就会"教训"我，让我丢失好多页的工作文档，我就不得不重做一次。通过这些错误，我学会了如何按规矩操作。

**生活也是有一套运行系统的，你的潜意识就像一台计算机，产出的东西总是和输入的相对应。**如果你输入消极的思想，就会产生负面的经历。学会新的思维方式，需要花些时间不断练习，所以，请对自己耐心些。在学习某样新的东西时，如果旧有的思维模式再次出现，你会说"噢，我什么也没有学到"，还是说"好的，没关系，来吧，让我们再按照新方法做一次"？

又比如，你解决了某个问题，你认为自己无须再为此费心。但是，如果不再测试一次，你怎么知道自己是否真的解决了这个问题呢？所以，当你再遇到同样的情况时，请观察自己的反应。如果你马上又用过去的方式来对待它，你就会知道，自己并没有真正学会如何解决这样的问题，你还要付出更多的努力才可以。通过这个小小的试验，你可以看到自己学会了多少。如果你开始反复地用新的方法进行自我暗示，你就给了自己改变的机会。无论是健康问题、财务问题，还是棘手的关系问题，只要你学会了用新的方法去处理，你就可以用这种方法解决其他所有的问题。

请记住，我们要同时解决问题的各个层面。你可能将问题解决到某个层面后就想："我完成了！"可随后，一些老问题又重新出现，你又开始受伤或生病，甚至一段时间内都没有好转。请你想一想让这种情况出现的思想根源是什么。你可能会发现自己还有更多功课要做，因为你还要深入地解决问题的下一个层面。

**如果你曾经努力克服的一些东西再次出现了，请不要觉得自己"不够好"。**当我发现，再次遇到老问题并不意味着自己是一个"坏人"时，继续努力就变得更容易了。我学会了对自己说："露易丝，你做得非常好，看看你已经取得了多大的进步！你只是需要多练习，我爱你。"

我相信，我们每一个人都是在某个特定的时间和空间降生为人的。我们来到这个世界上，选择特定的人生经历，让自己不断地成长。

**向世界展示真实的自己，会让生活以一种积极、健康的方式展现在你面前。**请远离那些限制你思想的观念，它们会让你无法拥有你

非常想要的东西。请宣誓，你将从头脑中清除消极的思维模式，放
下心中的恐惧和负担。很长一段时间以来，我一直相信以下这些观
念，它们对我来说行之有效。

◇ 我要知道的一切，都已经给了我提示。

◇ 我需要的一切，都将以完美的时空次序到来。

◇ 生活中充满了爱和快乐。

◇ 我可以爱他人，我很可爱，我为人所爱。

◇ 我身体健康，精力旺盛。

◇ 无论我去哪里，都能获得成功。

◇ 我愿意改变和成长。

◇ 在我的世界中，一切都很美好。

我知道，不可能有人会在任何时候都保持积极的心态，我自己
也做不到。我尽可能地视生命为奇妙的、令人喜悦的旅程，也相信
自己是安全的。我已经将这样的想法作为自己的生活法则。

我相信，我要知道的一切，都已经给了我提示。所以，我要睁
大双眼细看，支起双耳细听。在我患癌期间，我想到足疗可能会对
我很有帮助。有一晚，我去听某个演讲。我通常会坐在前排，因为
我想离演讲者近一点，然而那天晚上我被迫坐在了后排。我刚刚坐
下来，一位足疗师就坐在了我旁边，我们开始交谈起来，他告诉我

他可以上门服务。我没有寻找他，他就来到了我面前。

我也相信，我所需要的一切都将以完美的时空次序到来。当我的生活出现麻烦时，我会立即开始想："一切都很好，这没什么，我知道这没关系，这只是一个教训、一种体验，我将渡过难关。一定有美好的事物在等着我，一切都很好。深呼吸，这没什么。"我尽可能地让自己安静下来，这样我才能理性地思考发生了什么，而且就像我想的那样，我确实渡过了一切难关。有时候，只要我们肯花点时间，一些看似是巨大灾难的事情，最后却会变成好事，或者至少不再像刚开始看起来那样糟糕。每一个事件都是一次学习、成长的经历。

每天早上、中午和晚上，我都会和自己说一些积极的话。我的爱发自内心，我练习尽可能多地爱自己和他人。我的爱每时每刻都在扩展，我现在能做的事情比六个月或一年前要多得多。我坚信，一年之后，我的觉悟还会提高，心胸也将更加宽广，我能做的事情也会更多。我知道，我对自己的暗示正在变为现实，所以我选择相信真的有美好的东西存在于我的生命之中。从前我没有这样做过，所以，我知道，我现在成长了，我在不断地努力着。

我相信冥想。对我来说，冥想就是坐下来，停止内心的对话，认真倾听内心的智慧。在冥想时，我通常会闭上双眼，深呼吸，然后问自己："我需要知道些什么？我要从这件事中学习些什么？这件事带给我什么启示？"有时候，我们认为自己应该解决生活中的一切问题，可实际上，这段经历的到来只是为了带给我们一个启示。

刚开始学习冥想的 3 周，我都会感受到剧烈的头痛。我一点也不习惯冥想，我内心的一切都在抵触冥想。然而，我咬牙坚持下来，头痛也终于消失了。

如果你在冥想时，总是会出现大量的消极思想，那可能意味着它们应该出现；当你让自己安静下来时，消极思想便会浮出水面，你只需要看着这些消极的东西被释放出来，尽量避免与之对抗，任其要持续多久就持续多久。

如果你在冥想时睡着了也没关系，那就顺从身体的需要，让你的身体获得平衡。

重新梳理自己的消极思想是非常有用的。你可以在自我暗示时，将自己说的话录下来，在临睡前播放这些录音。这将对你非常有益，因为你将听到你自己的声音。效果更强的办法是录下你母亲的声音，让她亲口告诉你，你有多么了不起，她有多么爱你。听完录音后，你可以在重新梳理消极思想之前先放松身体。有些人喜欢先绷紧自己的身体，然后开始按照从脚趾到头顶的顺序慢慢放松。无论你怎么做，放松身体都可以让你释放紧张的情绪，达到敞开和接纳的状态。你越放松，就越容易接受新的信息。请记得，你一直是自己的主宰，你一直是安全的。

听录音、读自我意识方面的书、进行自我暗示固然很美妙，但一天中剩下的 23 小时 30 分钟你在做什么？你要知道，这才是最重要的。如果在冥想之后，你马上站起来，急匆匆地去工作或者朝着别人咆哮，你还是会给自己带来负面的思想和情绪。冥想和自我暗示很美妙，但其他的时间也同样重要。

# 将质疑当作善意的提醒

经常有人问我，他们自我暗示的方法是否正确，或者自我暗示是否真的管用，我希望他们换一种思路来看待"质疑"这件事。我认为，潜意识住在我们身体中的腹腔神经丛里，我们通过这里获得直觉。当突然发生什么事的时候，你的腹部是不是马上就有强烈的感觉？这是我们存储一切的地方。

当我们还是小孩的时候，我们收到的每一条信息、做过的每一件事、经历过的每一件事、说过的每一句话，都储存在腹腔神经丛的某个"档案柜"里。我总是想，那里住着许多小信使，当我们想起什么或经历什么的时候，一些信息就会传递进去，小信使就会将这些信息恰当地分类存放。而对于我们中的许多人来说，我们一直在新建标有"我不够好""我永远做不到""我没有做好"等标记的文件，我们已经把自己彻底掩埋在这些信息当中。突然间，我们开始进行自我暗示："我很棒，我爱自己。"信使拿着这些信息就会说："这是什么？要放到哪一类里？以前从没见过这个！"

信使就会召唤"质疑"，问："质疑！快过来看看！这里发生了什么？""质疑"查看信息，然后询问潜意识："这是什么？你以前从没说过这些呀！"在意识层面，我们会有两种反应。我们可能说："噢，你是对的。我很糟糕，我没用。真对不起，这条信息不对。"随后，我们就会回到旧有的模式中去。或者我们也可以对"质疑"说："以前那些都是旧的信息了，我现在不需要它们了，这些是新的信息。"然后告诉"质疑"建一个新档案，因为从现在开始会有许多爱的信息进来。请将"质疑"看作朋友，而不是敌人，要感谢它来询问你。

無论你是银行总裁、洗碗工、家庭主妇还是海员，你心里都蕴藏着与"宇宙真理"相连的智慧。如果你愿意内省，就问问自己"这个经历要教给我什么"，只要你愿意聆听，就会得到答案。我们大多数人忙碌奔波，制造鸡零狗碎的琐事，把它们称作"生活"，却从来听不到自己内心的声音。

**不要将你的权利拱手交给别人，让他们来评判对错。**我们将权利交给他人时，他人就会凌驾于我们之上。在许多文化中，有些群体会把权利交给别人。在我们的文化中，女性会将权利交给男性。她们会说："我丈夫不让我这样做。"这显然是放弃了自己的权利。如果认同这种观念，你就会将自己禁锢起来，除非得到别人的允许，否则你不会做任何事。你的头脑越开放，你学到的就越多，也就越能成长和改变。

有位女士曾和我说，她结婚时非常低眉顺眼，因为她从小就接受了这样的教育。她花了许多年才认识到，她受到的教育将她锁定在一个角落里。她把自己的问题归咎于所有人，包括她的丈夫和她丈夫的家人。最后，她和丈夫离婚了，但她还在为自己生活中的种种不顺指责丈夫。她花了 10 年时间才重新认识自我，找回自己的力量。事后，她意识到了是她自己没有争取权利，与她丈夫或丈夫的家人无关。他们的存在只是反映出了她内在的感受——一种无力感。

所以，我们要明白，自己是拥有权利的。不要因为看到什么或听到什么就放弃自己的权利，我们有权利决定自己接收什么样的信息。记得多年前，我曾读到某知名杂志的一些文章，而我碰巧对于这些文章涉及的每一个主题都有所了解，在我看来，其中的许多信息都是错误的。我不再信任这本杂志，此后的许多年，我再也没有读这本杂志。只有你自己才有权利控制自己的生活，因此不要认为印在纸上的东西都是真理。

励志演讲家特里·科尔惠特克（Terry Cole-Whittaker）曾经写过一本很棒的著作，著作名为 *What You Think of Me Is None of My*

Business①。确实像他说的那样，无论你怎么想都不关我的事——那是你的事，你对我的看法会像震荡波那样发射出去，并终究会反弹到你自己身上。

---

① 大意为"你怎么看我不关我的事"。

当我们受到启发，

当我们意识到自己正在做什么时，

我们便能开始改变自己的生活。

美好的生活在等着你，

你只需要开口告诉生命你要什么，

然后等待美好的事情发生就可以了。

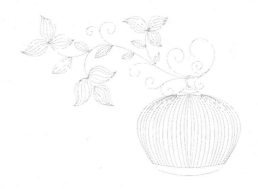

# 第二部分
# 消除障碍

我们要了解自己的内心，
才会知道该放下些什么。
我们不必掩饰痛苦，
我们可以彻底放下痛苦。

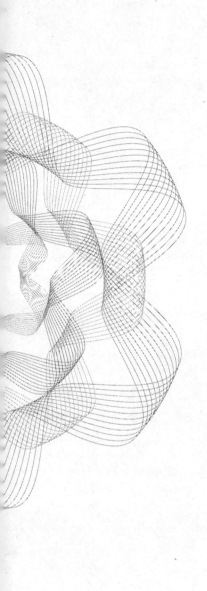

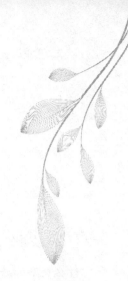

第一章 认识束缚你的障碍

长期的自我憎恨、自我批评和内疚会增加身体的压力，削弱免疫系统。

既然我们对自己内心的力量有了更多的了解，让我们来看看是什么在妨碍我们使用这种力量。我认为几乎所有人的心中都有这样或那样的障碍，即便我们做出努力，清除掉许多障碍，旧有的障碍还是会重复出现在我们身上。

许多人因为觉得自己浑身是缺点，所以认为自己不够好，而且永远也不会变好。除此之外，当我们发现自己有缺点时，就会发现别人也有缺点。如果我们还在继续说"我不能这么做，因为我妈妈说过……"或"我爸爸说过……"，那我们还没有长大。

现在，如果你想要清除思想障碍，就要学习一些以前不知道的新东西，或许这里的一句话就能触发你的新思想。

试想一下，如果你每天都能学到一个帮助你放下过去、创造和谐的新理念，该有多么奇妙啊！**当你认识并理解生命运行的规则时，你便会知道自己该朝哪个方向走。**如果你投入精力去了解自己，你就会知道自己需要解决什么样的问题。

我们都会在生活中遇到挑战，每个人都是如此，没有人的一生会毫无波折，否则，我们又为什么来到这个被叫作地球的特殊学校呢？有些人可能遇到的是健康方面的挑战，有些人可能遇到的是人际关系、事业和财务方面的挑战，所有人都会或多或少地遇到一些挑战。

我认为，我们最大的问题是，大部分人都不知道自己想要放下什么。我们知道自己的生活出现了问题，也知道自己想要什么，却不知道是什么阻挡我们得到我们想要的东西。所以，让我们花点时间来看看，是什么成了阻挡我们的障碍。

请想一想你习惯的思维模式、遇到的问题和障碍，它们属于哪一类？批评、恐惧、负罪感还是怨恨？我将它们称为"四大障碍"。你最常遇到哪一种？我最常遇到的是"批评"和"怨恨"的组合。可能你像我一样，会经常遇见两三种障碍。你是否总是出现恐惧感或负罪感？你是否非常挑剔或者充满怨恨？说明一下，怨恨是被压抑的愤怒。因此，如果你认为自己无法将愤怒发泄出来，你就会积累许多怨恨。

我们不能否认自己的感觉，不能轻易忽视自己的感受。当我被确诊罹患癌症后，我必须非常认真地审视自己，我不得不承认自己存在某些问题。例如，我是一个怨念深重的人，我的内心承载了许多来自过去的苦难。我对自己说："露易丝，你没有时间再沉溺于此了，你必须要做出改变。"或者正如彼得·麦克威廉姆斯（Peter McWilliams）所说的那样："你再也消受不起这些消极的想法了。"

你的经历总是能反映出你内心的思想。你可以回顾自己的经历，确定自己内心的思想是什么。尽管这样想可能会令人不安，但请你看看自己身边的人，你会从他们身上看到你对自己的认知。如果你在工作中总是被批评，很可能是因为你也爱批评别人，成为家长后也曾批评过孩子。生活中的一切，都是一面镜子，都能反映出我们的样子。如果外界发生了令人不快的事，我们可趁机扪心自问："我是如何导致这样的经历的？我心中的哪种思想认为我应该遇到这样的事情？"

我们身上都有家庭的习惯模式。我们很容易责怪自己的父母，责怪我们的童年时代或生活环境，但这样做只会让我们陷入泥潭之中。我们不会因此而获得自由，我们永远会认为自己是受害者，我们会反复遭遇同样的问题。

过去别人怎么对待你或者教给你什么真的不重要。今天是新的一天，现在你是自己的主宰。你在当下创造未来的生活和自己的世界。我说什么其实也不重要，因为你的生活是你自己的，只有你才能改变自己思考、感受和行动的方式。因为你的内心拥有更高的力量，只要你让这种力量发挥作用，它就能帮你冲破旧有的思维模式。

回想一下，当你还是个婴儿的时候，你是多么喜欢自己本来的模样。拥有身体，便足以让婴儿感到喜悦和兴奋。他们会表达自己的感受。婴儿开心时，会让你知道；婴儿发火时，会让街坊四邻都知道。他们从不害怕让别人知道他们的感受，他们活在当下，你曾经也是这样的。长大以后，你开始观察其他人的言行，你从他们身上学会了恐惧、批评和内疚。

如果批评在你生长的家庭中是家常便饭，长大成人后，你就会是一个喜欢批评别人的人。如果你生长在一个不允许表达愤怒的家庭里，那你很可能就会不敢发怒和对抗，你会忍气吞声，让愤怒留在你的身体里。

如果你生长在一个受负罪感操控的家庭里，那么你很可能在长大成人后也总是会产生内疚的感觉。你很可能总是忙着说"对不起"，无法直截了当提出任何要求。你还可能会觉得，必须以某种方式操控别人，才能得到你想要的东西。

长大后，我们开始接受这些错误的观念，失去了与自己的内在智慧的联系。所以，我们真的需要放下这些观念，回到爱自己的纯净心境中去。**我们需要重新塑造精彩的、纯真的生活，重新体会活在当下的喜悦，就像婴儿会在自己无忧无虑的世界中感受到极致的喜悦那样。**

请想一想，你想要什么，请用积极的而不是消极的态度进行自我暗示。现在，请站在镜子前，重复地说自我暗示的句子，看看是什么障碍挡住了你的去路。当你开始说出一个自我暗示的句子，比如"我爱自己，我可以接纳自己"时，请留意你的头脑中会出现什么消极信息，因为当你辨认出它们时，它们就变成了珍宝，会帮助你打开通往自由的门。通常，这些信息就是我早先提到的批评、恐惧、负罪感和怨恨。并且，其中的大部分很可能是你从别人那里学到的。

有的人会选择做一些让自己为难的事情，我的信念是，**不管别人怎么说怎么做，我们来到世间都是为了爱自己**。我们可以超越父母或朋友的局限。如果你曾经是听话的孩子，你就会学习用父母那种带有局限性的方式看待生命。你看，你不坏，你是个令人满意的孩子，你完全学会了父母教给你的那些东西。现在，你长大了，你也依然会做同样的事。你们中多少人听到自己在说当初父母经常说的话？恭喜你们，他们都是好老师，你们都是好学生，但是现在，应该开始独立思考了。

当我们看着镜子里的自己，重复地进行自我暗示时，许多人可能会出现抗拒的情绪，但抗拒是改变的第一步。许多人都想要改变自己的生活，但是当有人告诉他们必须要改变做事方式时，他们会说："谁？我吗？我不想那么做。"

还有一些人可能会出现绝望的感受。当你看着镜子说"我爱你"时，你的内在小孩会说："这段时间你去哪里啦？我一直等待着你关注我。"悲伤汹涌而至，因为你已经拒绝心中的这个小孩太久太久了。

当我在一次研讨会上带领大家做这样的练习时，一位女士说她非常害怕。我问她，是什么让她感到害怕。她说，她曾遭遇乱伦。有些人有过所谓"乱伦"的经历，我们正学着如何摆脱它带给我们的阴影。世界上经常发生这种事，我们经常会读到这样的报道，但这并不代表现在比过去发生了更多同类事件。我认为这是社会的进步，我们意识到了孩子的权利也需要被保护，并开始直面社会中这块丑陋的伤疤。要应对这个问题，我们首先要认识它，然后才能着手解决它。

对于经历过乱伦的人来说，治疗是非常重要的，我们需要一个安全的空间，在那里我们可以释放心中的感受。**当我们释放了愤怒、狂暴和羞耻后，我们才能真正地爱自己。**无论我们在做什么，都要记住，出现在我们心中的这些只是感受而已，一切都已过去。我们要做些功课，让我们的内在小孩感到安全。我们要感谢自己有足够的勇气面对这一切。有时候在处理类似乱伦的问题时，我们很难接受这样一个事实：那些伤害我们的人，已经凭借他们所拥有的理解、意识和知识，做到了他们最好的样子。暴力行为总是来自那些被伤害过的人。我们全都需要疗愈。当我们学会爱自己、珍惜自己时，我们就不会再伤害任何人。

# 停止所有批评

我们总是会因为同样的事一遍一遍地批评自己。什么时候我们才能够醒悟过来，能够认识到批评是没有用的？让我们试一试其他策略吧。请让我们接纳当下的自己。习惯于批评其他人的人通常会招来许多批评。我们做什么样的事情，就会得到什么样的回报。他们也可能想一直保持完美，但谁是完美的呢？你曾碰到过一个完美的人吗？反正我从未见过。**我们抱怨其他人，其实就是在抱怨自己的某些方面。**

我们总能在其他人身上找到自己的映象，我们在其他人身上看到什么，就会在自己身上看到什么。许多时候，我们不想接受自己的某些部分，就用酗酒、吸毒、抽烟、暴饮暴食等方式虐待自己，我们做这些都是为了惩罚自己的不完美，但是，我们为谁而完美呢？我们还在试图满足谁提出的要求和期望？请放下这些，只要你愿意，你会发现其实自己是非常优秀的。

如果你一直是一个喜欢批评其他人的人，总是用消极的眼光看待生命，你可能需要多花些时间才能改变自己。你要让自己变得更有爱心、更善于包容，要耐心地对待自己，这样，你才能改掉爱批评的习惯。那只是一种习惯，并不是真正的你。

试想一下，如果生活中没有批评，我们的生活会多么美妙？我们会非常轻松、自在。每个早晨都将为你开启美好的一天，因为每个人都爱你、接纳你，没有人会批评你、打击你。接受你自己的特别之处会让你变得更快乐。

接纳自己将会是最美妙的体验。早上醒来时，你会感受到那种与自己共度一天的幸福。

如果你爱自己本来的样子，你就会表现出最好的自己。我并不是说你将变成一个更好的人，因为这暗示你现在还不够好；而是说，**你将找到更多积极的方式来让自己满足，这会帮助你展现出你本来的样子。**


# 负罪感让人自卑


许多时候，人们会传递给你一些负面信息，因为这是最容易摆布你的办法。如果有人试图让你有负罪感，你就要问问自己："他们想要得到什么？他们为什么这么做？"你要提出这些问题，而不

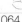
是在内心赞同："是的，我有错，我必须按照他们说的做。"

许多父母用负罪感控制他们的孩子，因为他们就是这样长大的。他们对孩子说谎，让孩子感觉自己"不够好"。有些人长大后仍然受亲戚朋友的摆布，首先，是因为他们不尊重自己，否则他们不会让这一切发生；其次，是因为他们也会用同样的方式对待自己。

许多人生活在负罪感的乌云之下。你总感觉自己有错，所做的事情都是不对的，或者你总在为某些事向别人道歉。你无法原谅自己做过的某些事情，你为生活中的许多事情斥责自己。请让乌云消散，你不必再如此生活。

**现在，请有负罪感的人学着说"不"，学会拒绝别人的无理要求。**我并不是说要你对他们发火，只是你不必再参与他们的游戏。如果说"不"对你来说还是件新鲜事，请非常轻松地说："不！不！我不能做这件事。"不要找借口，否则操控者会头头是道地说服你放弃自己的决定。如果人们发现不能操控你，他们自然就会停止了。人们之所以控制你，只是因为你允许他们这么做。第一次说"不"的时候你可能会觉得自己犯了错误，不过接下来就会越来越容易了。

在一次演讲中，我遇到了一位女士，她有个患有先天性心脏病的孩子。她感到内疚，她认为这是她的错，仿佛是她对这个孩子做了些什么。不幸的是，负罪感解决不了任何问题。这种事的发生并不是谁的错。我告诉她，这可能是孩子内心的智慧做出的选择，对于母亲和孩子来说，这也是一次共同学习、成长的机会。我告诉她：爱这个孩子也爱自己，不要再想自己做错了什么，这种负罪感不能治愈任何人。

**如果你现在做的事情让你感到内疚，那就不要再做了；如果你依然为过去做的某些事感到内疚，请原谅自己。如果你能够弥补，那就去弥补，不要再重复过去的行为。**每当生命中有负罪感出现时，就问问你自己："我是怎样看待自己的？""我正在努力取悦谁呢？"请留意在这种时候出现的童年时代的认知。

经历过车祸的人来见我时，通常都有很深的负罪感，他们觉得自己应该受到惩罚。我们将这些压抑在心里，因为我们感觉自己没有权利为自己说话。负罪感会让人们寻求惩罚，于是我们变成了自己的法官、陪审团和行刑者，将自己封闭起来。我们惩罚自己，没有人能为我们辩护。现在，就请你原谅自己，让自己获得自由。

在我的一个研讨班上，一位老妇人说，她对自己中年的儿子怀有深深的负罪感。他是独子，长大后，他成了一个很孤僻的人。她有负罪感是因为在儿子的成长过程中，她对他非常严厉。我对她说，她在当时已尽她所能地做到了最好，为此而感到内疚正在消耗她所有的精力。她叹息着说："他现在的样子真是可惜，我很抱歉没有做好自己的本分。"

你看，这就是在浪费精力，因为她的负罪感并不能帮到她的儿子，也不能帮到她自己。负罪感变成一种沉重的负担，让人们感到自卑。

我对她说，每当她产生负罪感时，她可以说："不，我不想再有这种感觉。我愿意学着爱自己。我可以接受我的儿子本来的样子。"如果她一直这么做，她的生活就会发生变化。

即便我们不知道如何爱自己，我们爱自己的愿望也会让我们的生活有所改变。我们不必一直坚持以前的习惯，我们要做的就是一直爱自己。她要学会的并不是如何改变她的儿子，而是爱自己。她不能代替他的儿子爱他自己，她的儿子也不能代替他来爱她自己。

有些宗教非常擅长让人们产生负罪感。许多宗教会不遗余力地统一人们的思想，尤其是在人们年轻的时候。但我们不再是小孩了，我们不必再遵守那些规则。我们是成年人，能够决定自己想要相信什么。当我们的内在小孩产生负罪感时，我们心中的成年人可以帮助他化解这种情绪。

你压抑自己的情绪，或者隐瞒一些什么事情，其实是在蹂躏自己的内心。请给予自己足够的爱，允许自己感受情绪，允许自己表达情绪。你可能会变得很愤怒或者痛哭流涕好几天，你可能要释放太多过去的东西。我建议你做一些自我暗示，让这一过程变得更加容易、顺畅和轻松。

◇ 我现在可以放下所有的消极思想。

◇ 我能轻松地做出改变。

◇ 我的人生旅途是平坦的。

◇ 我已经摆脱过去了。

不要评判自己的感觉，

那只会让你更压抑。

如果你正在困境或危机中抗争，

请告诉自己，你是安全的，

你愿意让自己有安全感。

这些积极的感觉将会给你带来美好的改变。

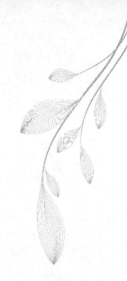

第二章　释放你的感觉

如果我们正确对待悲剧，从中获得成长，悲惨的事也能变成幸福的事。

# 用积极的方式释放愤怒

在生活中，我们每个人都会有感到愤怒的时候。愤怒是一种诚实的情绪。如果无法将愤怒表现出来或者发泄出来，愤怒就会在身体里演变成某种疾病，或者导致身体机能失调。

就像我们会一遍又一遍地指责同一件事情那样，我们通常会因为同样的事情一次又一次地感到愤怒。但当我们感到愤怒，又觉得自己没有权利去表达时，我们就会忍气吞声，这会导致怨恨、苦恼或抑郁。因此，我们应当在愤怒出现时就马上将它处理掉。

**有许多积极的途径可以帮助我们发泄愤怒。最好的办法之一，就是坦诚地与让你愤怒的人交谈，释放积压的情绪。**你可以说："我对你很生气，因为＿＿＿＿＿＿＿。"

当我们想要对某人大吼时，愤怒其实已经积蓄很久了，这种积蓄常来自我们觉得自己不能向对方说出自己的愤怒。因此，**释放愤怒的第二个办法是将心中的想法对着镜子里的自己说出来。**

找一个让自己感到安全且不被打扰的地方，看着镜子中自己的眼睛，如果你发现自己做不到，那就看自己的嘴巴或鼻子。看着自己或把自己想成让你生气的那个人，回想你愤怒的时刻，让愤怒的感觉穿透你的身体，然后告诉你面前的这个人，是什么让你如此愤怒。请表现出你所有的愤怒，你可以这样说：

◇ 我对你很生气，因为＿＿＿＿＿＿＿＿＿＿＿＿＿＿＿。

◇ 我感到很受伤，因为你做了＿＿＿＿＿＿＿＿＿＿＿。

◇ 我很害怕，因为你＿＿＿＿＿＿＿＿＿＿＿＿＿＿＿。

释放你全部的感受。如果你觉得需要身体上的发泄，也可以拿一些枕头来击打。不要害怕让愤怒自然而然地发泄出来，你已经压抑自己的情感太久了，不必为此感到内疚或者羞耻。请记住，我们的感受就是思想的流露，并非空穴来风。当你把它们从你的思想和身体中释放出来时，你就为其他更积极的情绪留出了空间。

在你将愤怒发泄出去之后，尽你所能地原谅让你愤怒的人。原谅会让你获得自由，你将从中受益。如果你无法原谅某人，那这些释放愤怒的练习就只是一些负面的自我暗示，起不到治疗你的作用。释放旧日的愤怒和仅仅重拾旧日的愤怒是有区别的，你可能要这样说："好吧，往事已经结束了。现在，一切都已经过去了。我不赞同你的行为，但我明白，以你当时拥有的知识和能力，你已经做到最好了。现在，就此了结了，我放下你，让你离开。你自由了，我也自由了。"

你可以多做几次这样的练习，直到你摆脱所有的愤怒情绪。如果你还要处理一些让你愤怒的问题，那就去做你觉得对的事情吧！

还有一些其他办法可以帮助我们释放愤怒。我们可以对着枕头大叫；可以踢枕头、捶打床或沙袋；可以写一封有关憎恶的信然后烧掉；可以在门窗紧闭的汽车里吼叫；可以去打网球或者高尔夫，不为了练习或者比赛，只是为了打球；我们可以锻炼、游泳或者绕着街区跑几遍；我们可以用不习惯用的那只手将感觉写出来或画出来——创作的过程是对情绪的自然释放。

在我的研讨班里，一位男士告诉我说，他将头埋进枕头里尖叫之前，会先用定时器定好时间。他给自己10分钟的时间，去释放他对父亲的不满和愤怒。5分钟后，他就开始累了，每隔30秒，他都会再看看定时器，看看还有多久才到时间。

我曾经通过捶打床铺来发泄愤怒，那会发出很大的声音。现在我不能这么做了，因为我的狗会害怕，它们会以为我在对它们发脾气。现在我找到了很有效的方法，那就是在汽车里尖叫，或者在花园里挖一个洞。

正如你看到的那样，你可以通过非常有创意的方法释放愤怒。我建议，你还可以通过一些身体活动来释放压抑的情绪，当然，要以一种安全的方式，不要伤害自己或者其他人。也请记住与更高的力量交流，即深入自己的内心，找到化解愤怒的办法。借助冥想，想象你的怒火正顺畅地流出身体，这也会有非常好的治愈效果。把你心中的爱传递给其他人，看一看爱是怎样化解你们之间的隔阂的。请让自己变得平和，或许，愤怒是在提醒你，你与他人之间的沟通出现了问题。认识到这一点后，你就可以对自己的情绪做出调整。

很多人告诉我，一旦释放了对别人的愤怒，他们就会变得比以前快乐许多，简直如释重负。我的一个学生曾表示，她无法释放心中的愤怒。她明白自己的感受，却无法向外表达。当她允许自己释放这种愤怒时，她开始又踢又叫，把自己的母亲与酗酒的女儿骂得无言以对。在那之后，沉重的压力便离她而去了。后来，她的女儿来看她时，她忍不住一直拥抱她。在她的心中，那曾被愤怒占据的空间，已经完全留给了爱。

也许，你的生活也曾被愤怒支配，我把这种情况称为"习惯性愤怒"。发生了某件事，你会发怒；又发生了某件事，你又发怒；当事情再一次发生时，你还是发怒。但除了发怒，你从未对这件事情做点其他的。习惯性愤怒让你像个任性的孩子，你一定要按照自己的方式做事，不会做出改变。请问问自己以下问题，这会对你很有帮助：

◇ 为什么我总是生气?

◇ 我做了哪些事让令我生气的状况一次又一次地出现?

◇ 这是我应对生活的唯一方式吗?

◇ 这是我想要的吗?

◇ 我是在惩罚谁，还是在爱着谁?

◇ 为什么我想让自己处于这样的状态之中?

◇ 我的什么思想令我如此沮丧?

◇ 我对别人做了什么，使得他们有必要激怒我?

换句话说，为什么你认为只有生气才能解决问题? 我不是说，所有的事情都是公平的，你在任何时候都没有权利感到愤怒，而是说，习惯性愤怒对身体没什么好处，它会让愤怒积压在你的身体里。

想想看，你大部分时间都在关注什么? 坐在镜子前 10 分钟，看着自己，问问镜子里的那个人："你是谁? 你想要的是什么? 什么能让你感到快乐? 我能做些什么让你感到快乐? "**现在，请做些其他事情，为充满爱意、乐观、愉快的习惯模式创造一个新的空间。**

人们在开车时经常会发怒，经常对道路上的其他司机表达自己的不满。很久以前，我克服了这个习惯，不再因为其他人不遵守交通规则而恼火。我的解决办法是先把爱放进我的车里，然后进行自我暗示：我的周围都是人品一流、技术高超、心情愉快的司机。由于我的信念坚定，我开车时很少碰到糟糕的司机。他们都去烦扰那些对他们挥舞拳头和嘶吼的人了。

就像每件事和每个人都能反映出你的状态一样，车也可以。因此，请对你的车倾注爱，并将你的爱送给马路上的所有人。我认为，车的零件就像身体的器官一样。

例如，我的一位工作人员感到自己"失去了看东西的视野"，她看不到生活正在去向何方，也不知道自己想让生活朝着哪个方向走。一天早晨她醒来时，就发现车的挡风玻璃碎了。另一位我认识的人感到自己在生活中"寸步难行"，他既没有前进，也没有后退，而是完全静止不动。结果，他的车胎就瘪了，他哪儿也去不了了。我知道，这乍听起来很荒唐，但让我惊奇的是，在描述他们的心理状态时，他们所说的话也与汽车相关。"失去了看东西的视野"是指你不能看到你面前的事物，"挡风玻璃碎了"就是一个绝妙的比喻，"寸步难行"也恰好对应"车胎瘪了"。下一次，你的车出现了问题时，将损坏的部分产生的影响记下来，看看是否能与你在那个特殊时刻的感受联系起来，你可能会对结果感到惊讶。

曾几何时，人们不理解身体与心灵的关系。现在，让我们将思维拓展得更广阔一些，除了身体和心灵的关系之外，我们还可以试着理解机器与心灵的关系。生命中出现的每一种情况都是一种学习体验，你可以妥善处理这些情况。

愤怒并不是新鲜、独特的事物，没人能逃脱这种情绪。关键在于认识到愤怒的真相，将这种能量引导至健康的方向。如果你生病了，不要为此而生气，不要将怒火引入你的身体，你要原谅自己，并让自己的身体中充满爱。如果你是照顾病人的护理人员，也请记得照顾自己。你不照顾自己，对你的家人、朋友都没有任何好处，你也会变得疲惫不堪。做点什么，释放自己的情绪。一旦你学会用积极的方法处理愤怒，你就会发现生活中出现了许多奇妙的改变。

# 怨恨导致各种疾病

怨恨是埋藏已久的愤怒。怨恨会滞留在我们的身体内，而且不同的怨恨通常会聚集在同一个地方，它们会逐渐积累成疾，吞噬身体，最后变成肿瘤和癌症。因而，压抑愤怒并让它们留驻在身体内是非常不利于健康的。**再强调一次，是时候释放你心中的愤怒了！**

许多人在不允许发怒的家庭里长大。尤其是女性，长辈告诉她们，生气是一件坏事，只有长辈才能生气。因此，我们学着强压怒火而不是表达它。现在，我们该意识到，是我们自己抓住愤怒不放，与他人无关。

牡蛎摄取一颗沙粒，然后会在沙粒上包裹一层又一层的珍珠质，直到沙粒变成一颗美丽的珍珠。同样，我们也会将伤痛积累在心里，一次又一次地保护它们，不让它们离开，也就是我们在头脑里一遍又一遍地播放老电影。如果我们想获得自由，如果我们想摆脱这些伤害，就要从现在开始远离它们。

我将导致女性患子宫囊肿和肌瘤的原因称作"他做错了综合征"。生殖器代表着人们身上最男性化或最女性化的部分，当人们遭遇情感的波折（通常是在两性关系中），就会殃及这些区域。对女性来说，她们的女性器官（她们最女性化的部分）便会受到伤害，她们不让这些伤害离开，直到它们变成囊肿或肿瘤。

一旦怨恨被深埋在体内，我们就需要做出许多努力去化解它。我曾收到一位女士的来信，她正在应对她的第三个癌症肿瘤，她仍没有形成化解怨恨的思维模式，仍在自己体内不断制造出新的肿瘤。我看得出来，她非常理直气壮地认为自己该有怨气。对她来说，让医生切掉最新的肿瘤比学会原谅要容易得多。如果她能同时做这两件事就好了，医生擅长去掉已经生成的肿瘤，但只有我们自己才能防止肿瘤的出现。

有时候，我们宁愿死，也不愿意改变自己的习惯模式，最后就真的死了。我注意到，许多人宁愿死，也不愿意改变他们的饮食习惯，最后他们就真的死了。如果这样的事情发生在我们爱的人身上，并且我们知道他们本可以做出不同的选择时，我们将会感觉到非常不安。

无论我们做出什么样的选择，对我们来说都是对的、无可指责的。就算我们离开人世，也无可指责，因为我们所有人都会在合适的时间离开人世。

再说一遍，我们不必因为没有做或做错某件事来责怪自己。我们不必感到内疚，也不必责怪谁，没有人做错。就当时我们所具有的理解和觉悟来说，每个人都已经做到了最好。

请记住，我们每个人都有内在的力量，我们来到这个世上都是要学习某些经验和教训的。我们从未走错路，脚下的路就是我们要走的路。

# 压抑的情绪导致抑郁

**抑郁是向内的愤怒，这种愤怒产生于你觉得自己没有愤怒的权利。**比如，你可能觉得朝父母、配偶、老板或好朋友发火是不对的。但是你有怒气，并且觉得自己无处发泄，这种愤怒就会变成抑郁。现在，有很多人都在遭受抑郁甚至是慢性抑郁的痛苦。等到我们感觉到抑郁时，就很难摆脱它了。做每件事都像是在挣扎，简直令人绝望。

无论你有多么高的思想觉悟，你都要时不时地去洗脏盘子。你不能眼看着水槽里堆满了脏盘子，却说："噢，我超凡脱俗。"它们不会因为这句话就变干净了。情感也是一样，如果你想拥有自由奔放的心灵，就要清除你内心的脏东西。

最好的办法就是允许自己表达一些愤怒，这样你就不会那么压抑了。现在有许多专门研究释放愤怒的治疗师，向他们咨询一两次可能会对你很有帮助。

我个人认为，无论我们是否感到愤怒，都有必要每周发泄一次情绪。也有一些治疗师会鼓励你进入愤怒的情绪中，不过，我认为他们让你沉浸于愤怒的时间总是太久。愤怒就像其他情绪一样，只会持续几分钟。婴儿的情绪来得快，去得也快，是因为他们总会让情绪自然而然地出现或离开，可见，我们对情绪的反应控制了情绪存在于我们心中的时间。

作家伊丽莎白·库伯勒-罗斯（Elisabeth Kübler-Ross）在她的研习班上开展了一项绝妙的练习，她称之为"外显化"。她让人们拿来一根橡胶管和一些旧电话簿，并让他们用橡胶管一遍一遍地抽打电话簿，让各种情绪显现出来。

第一次释放愤怒可能会让你感到尴尬，尤其是当这种行为违反了你的家庭规则时。但这没有关系，当你习惯后，它就会给你带来非常多的快乐和力量。上帝不会因你发怒而憎恨你。一旦你释放掉愤怒，你便能够从新的角度来看待问题，找到新的解决方案。

对于抑郁的人，我还有一个建议——找一个好的营养师打理你的饮食。**饮食对头脑的影响大得出奇**。抑郁的人通常吃得很差，这会让问题雪上加霜。我们都想让吃进去的食物对身体有益。然而，我们会发现，我们身体中的一些化学物质是不平衡的，摄入药物会进一步加剧这种状况。

还有一种释放情绪的好办法——再生疗法——会超越你的思维逻辑。如果你从未尝试过再生疗法，我建议你试一试，它已经帮助过许多人。这是一种帮助你与过去的问题联系起来的呼吸方式，这样你就能以积极的方式将它们释放出来。在这一过程中，许多再生治疗师会让你不断地进行自我暗示。

还有一些身体疗法，比如罗尔夫按摩治疗法（Rolfing）。这是一种控制深层结缔组织的方法，由艾达·罗尔夫（Ida Rolf）创立。还有海勒治疗法（Heller work）、特拉哥治疗法（Trager work），它们都是释放身体中限制性习惯的好方法。不同方法对每个人的效果是不同的，某一种方法可能对这一个人有用。

书店中的"自我帮助"书籍专区是很棒的地方，我们可以从那里的书中读到许多不同的治疗方法。养生食品店通常会有布告板，上面会列出许多会议和课程。如果学生想学习，随处都可以找到老师。

## 缺少信任才会恐惧

这个世界充满恐惧。你每天都可以看到或听到各种各样的关于战争、谋杀、贪婪的新闻。恐惧是我们对自己缺乏信任的表现。正因如此，我们不信任生命，不相信自己能在一个更高的层面上得到很好的照顾，觉得自己必须在身体层面上控制一切。很显然，这会让我们感到恐惧，因为我们不可能控制生活中的一切。

我们想要克服恐惧，就要学会信任，我将其称为"信仰跃升"。请信任我们内心的力量，而不只是相信物质世界。我并不是说什么也不做，而是说，如果我们能赋予自己信任，我们将生活得更容易。请相信，生活会给我们解决问题的提示，我们会得到很好的照顾。

**一个恐惧的念头会出现在你的脑海中，是因为它想保护你。我建议你对恐惧说："我知道你想保护我，我很感激你的帮助，谢谢你。"**请面对恐惧的想法，它是来保护你的。当你的身体受到攻击时，你的身体会分泌肾上腺素，帮助你躲避危险，你的心灵也是一样的。

观察自己的恐惧，认识到那并不是真实的你。把恐惧想象成电影银幕上看到的画面，你在银幕上看到的一切并不真实存在。电影画面的变化和消失会非常快，我们的恐惧也像这些画面一样，来去迅速，除非我们对它们执着不休。

恐惧是我们思想的局限。人们对生病、无家可归或其他什么事情都会感到非常恐惧，而愤怒则是恐惧化身的防御机制。**恐惧能保护你，但比恐惧更有力量的做法是进行自我暗示，这样，你才能停止在头脑中反复地制造可怕的情形，带着对自己的爱走出恐惧。**我们是自己生活的中心，生活中所发生的一切都来源于我们的内心——所有的经历和人际关系都反映着我们内心的思维模式。

恐惧是爱的反面。我们越爱自己、越信任自己，就越能为自己带来爱和信任。当我们感到恐惧、烦躁、忧虑或者厌恶自己时，我们生活中的一切都会不对劲，许多事情会接连出错，似乎没完没了。

那么，当我们真正爱自己时也会如此。所有事情都会变得一帆风顺，大大小小的事情都会让生活变得更加美妙。清早起床，等待我们的将会是美好的一天。

爱自己，才能照顾好自己。尽你所能地让你的身体、心灵和思想更加健康。你可以让内心的力量与它们保持一种良好的联系，而且你要努力维护这种联系，这会对你非常有帮助。

如果你感到恐惧或者感觉自己受到了威胁，请有意识地呼吸。我们在惊恐时通常会屏住呼吸，因此，请做几次深呼吸。呼吸会打开你的内在空间，这正是你的力量所在。它会挺直你的脊梁，开启你的胸腔，让你的心房充分舒张。借助呼吸，你会丢开障碍，开放心胸。你会昂首挺胸，而非畏缩不前，爱会涌入你的心中。请说："我很安全。我的世界一切都好。"

# 戒掉成瘾性习惯

"上瘾"是我们掩饰恐惧的首选办法之一。上瘾会压抑情绪，让我们失去感受。除了化学物品，我们还会对各种各样的事物上瘾。另外，还有一种上瘾，我称之为"习惯模式成瘾"。如果我们不想面对现实问题，或者不想留在当前的处境之中，我们就会让某些习惯模式变成瘾，从而帮助我们脱离现实生活，比如有些人会采取对食物或化学药品上瘾的方式。

或许对有些人来说，喜欢酗酒是遗传的，并不是一种习惯模式，但选择身陷病态就不能用这样的原因解释了。当我们谈到遗传时，往往是指幼童接受了父母处理恐惧的方式。

还有一些人会对某种情绪上瘾。你可能有挑人毛病的癖好。不管发生什么，你总能找到某个人加以责备："这是你的错，是你把我害成这样的。"

你也可能有花钱大手大脚的癖好。许多人欠债成瘾，他们会做出各种入不敷出的事情，让自己陷身债务之中。这跟他们有多少钱毫无关系。

你也可能对"拒绝"上瘾。无论你去哪里，你总是吸引那些拒绝你的人，他们不请自来。实际上，这正反映了你对自己的拒绝。如果你不拒绝自己，没有人会拒绝你；即便他们拒绝了，对你来说也无关紧要。请问问自己："我不能接受自己的什么？"

也有许多人对生病上瘾。他们总是患上这样、那样的疾病，或者时常担心自己会生病，他们似乎属于"每月一病俱乐部"。

如果你想对什么上瘾，为何不对爱自己上瘾？你可以自我暗示美好的事物，也可以对一些有益的事情上瘾。

# 强迫性暴饮暴食

许多人来信说，他们受困于体重的问题。他们的节食计划只能持续两三个星期。节食失败常会让他们产生负罪感，这令他们既恼火又自责，但他们没有认识到，在当时的情况下，他们已经做到了最好。所以，为了惩罚自己，他们又会去吃垃圾食品。如果他们能够意识到，在这两三个星期内他们已经遵循了健康的生活模式，身体已经发生了一些有益的变化，他们就不会再喋喋不休地怪罪自己，就会开始打破旧有的模式。他们也可以对自己说："我的确有些胖，现在，我要让自己拥有标准的体重。"然后，他们内心的习惯模式就会发生转变。不过，我们不要太关注食物，因为这不是问题的关键。

**饮食过量是我们需要保护的一个信号。**当你感到不安或产生恐惧时，就会寻找些让自己感到安全的东西。体重与食物无关，许多人的一生都在因为肥胖而愤怒，这真是浪费能量。你要知道，肥胖只是想告诉你，你的工作、配偶、性关系或者其他方面出了问题，它们让你感到不安。所以，如果你的体重超标，请别理会食物或者体重的问题，而是要着力于改变你的习惯模式，因为它在告诉你，你已经产生不安全的感觉，你需要保护。

细胞以奇妙的方式回应我们的心理模式。当需要保护的意识消失或当我们开始感到安全后，脂肪也会逐渐减少。我自己就是这样，当我感觉不安全时，我的体重就会增加。当我的生活节奏飞快，工作繁重，四处奔波时，我就会感到自己需要保护和安全感。于是我对自己说："好的，露易丝，现在该解决安全的问题了。我要你确信自己是安全的。没关系，你可以做好这些事，你可以去所有你想去的地方，你可以面对现在所发生的一切，你是安全的，我爱你。"

体重反映了你内心的恐惧。当你看着镜子，看到那个胖子也紧盯着你时，请记住，你看到的是以前的思维模式导致的。当你开始转变思维时，你便播种下了一颗种子，你将会收获成果。你今天选择的思想，将会塑造你明天的身材。关于消除多余的体重，最好的著作之一是桑德拉·雷（Sondra Ray）写的 *The Only Diet There Is*[①]，这本书的主要内容就是通过摒弃负面的思想减肥，它会告诉你怎样一步一步地实施减肥计划。

# 自助团体

自助团体是一种新的社会团体，这些团体已经做得非常好了。它们将有同样问题的人聚在一起，不是为了发牢骚和抱怨，而是为了找到方法解决这些问题，提高生活质量。现在，几乎所有你能想

———————————
① 大意为"这是唯一的饮食"。

到的问题都有一个相应的解决问题的团体。你可以在黄页电话簿前面的"社区服务"一栏里找到许多团体的信息。我确信你能找到适合自己的团体，许多教堂现在也会举办一些团体会议。

你甚至可以去当地的健康食品店（这是我的最爱之一），看看布告板上有些什么样的广告，这对你也会有所帮助。如果你认真对待生命，你就会找到解决问题的方法。

"12级阶梯项目（The 12-Step Programs）"现在随处可见，它已经运作一段时间，并形成了一种固定模式。这种项目确实能够对完善自我产生作用，为人们带来好结果。匿名戒酒亲友会（Al-Anon）也是一个非常好的团体，它服务于那些与嗜酒者一起生活或由嗜酒者抚养长大的人，这是最适合他们的组织之一。

## 感受是我们的内在标准

如果我们成长在问题家庭中，我们就能学会如何逃避冲突，这导致我们回避自己的真实感受。我们不相信别人能满足我们的需要，因此我们从不向别人寻求帮助。我们确信，我们必须足够强大，要依靠自己应对所有问题。但这样的问题是，我们触摸不到自己的感受。感受是我们与自己、他人，与我们周围的世界建立联系的最有效的途径。通过感受，我们知道生活中什么是有用的，什么是没有用的。关闭感受的通道，只会导致更复杂的问题和身体上的疾病。**你能感受到问题，才能去解决它。如果你不允许自己感受内心，你就不知道从哪里开启治疗的进程。**

另外，我们中的许多人似乎总是在生活中感到内疚、妒忌、恐惧或悲伤。尽管我们声称不想要某些体验，但我们逐渐形成的习惯模式却让这些体验不断持续。如果你总是感到愤怒、悲伤、恐惧或妒忌，却不去感受让这些存在的内在原因，你只会继续生成更多的愤怒、悲伤、恐惧等。我们只有不再觉得自己像受害者，才能唤醒自己的力量。我们必须有吸取教训的意愿，问题才能消失。

如果我们相信生命的历程，

相信我们与宇宙的力量相连，

愤怒和恐惧刚刚出现时就会被我们化解。

我们要信赖生命，

知道万事万物都遵循着自己的规律，

一切都按照完美的时空顺序出现。

第三章　超越痛苦

我们远非只有身体与性格。无论我们的外表怎样变化，我们的心灵总是美丽的、可爱的。

# 死亡之痛

积极的体验很美妙，承认自己的感受也很美妙。自然赐予你感受的能力，让你带着它去体验一些人生经历，否认这些感受将会带来更多痛苦。请记住，死亡不是一种失败。每个人都会死亡，这是生命进程的一部分。

某个你爱的人死了，你至少会哀伤一年，所以，请为自己感受这种哀伤留点空间。独自度过所有的节假日——情人节、你的生日、你们的纪念日、圣诞节等——确实很难，因此，请对自己温柔一点，就让自己悲伤吧！世界上本没有什么规则，所以，不要给自己划定界限。

如果有人去世了，你发怒和发狂都没关系。你不能假装自己不伤心，你要给自己的感情一个出口。请让自己哭，看着镜子尖叫"这不公平"，喊出自己内心的所有感受。再说一遍，请给自己的情绪一个出口，否则你的身体将会出现问题。你要尽力照顾好你自己，我知道这并不容易。

与艾滋病患者打过交道的人会发现，这种病带来的悲痛会永不间断，与战争给人们带来的悲痛是一样的。

我们的情绪或者说神经系统要应对太多冲击，它们简直应付不过来。很多时候，我都会向一些悲痛中的朋友伸出援手，但当情况变得太糟糕时，我就会变得歇斯底里。我的母亲去世时，我还相对平静一些，因为我感到 91 岁辞世算得上已尽天年。虽然我悲伤，但并没有愤愤不平地认为老天不公，或者认为她是过早去世。战争和传染病不一样，它们会让人非常沮丧，因为它们似乎不公平。

即便悲痛可以通过时间愈合，有时，你还是会感觉自己坠入了无底深渊。如果过了几年，你仍然感到悲痛，那你已经陷入其中了。无论是对待自己还是其他人，你都要学会宽恕和释放。

如果你难以放下，除了悲痛，你还可以做一些其他的事情：

◇ 做一些关于逝者的冥想。无论他们活着时怎么想、怎么做，现在，他们已经不再有在世时曾有过的恐惧和信念。如果你过于悲痛，他们很可能会告诉你，不要担心，一切都很好。在你的冥想中，请他们帮助你度过这一时期，并且告诉他们，你爱他们。

◇ 不要因为他们在世时，你未能陪伴在他们身旁或者为他们做得不够多而批评自己。这只会在你的悲痛之上增加负罪感，许多人因此而无法正常生活，也有些人想要因此而结束自己的生命，还有些人会对死亡产生恐惧。

◇ 请调整自己的内心，这样你就可以放下一些东西。你所爱的人离世后，许多悲伤会汹涌而至，那就让自己去感受悲伤吧！你要去一个自己感觉足够安全的地方，让以前的痛苦都浮现出来。如果你让自己哭两三天，许多悲伤和负罪感就会消失。如果需要，你可以找一位治疗师或者一个团体帮助你，他们会帮助你找到足够的安全感，让你释放心中的情绪。

◇ 你还可以对自己说："我爱你，我让你自由。你自由了，我也自由了。"

我的研习班里有一位女士，她难以释放对一位身患重病的婶婶的愤怒。她很害怕婶婶去世后，她就不能表达出自己对过去的真实感受了。她不想和这位婶婶说话，因为她感觉心里像被什么东西堵住了。我建议她找一位治疗师，一对一咨询可能会对她有帮助。**无论我们身处何种困境，向他人寻求帮助都是我们爱自己的方式。**

世界上有各种各样的治疗师，他们非常有经验，不需要很长时间，只要短短的一会儿，他们就能帮助你解决难题。你还可以参加一个能够帮助人们释放悲伤的团体，它会对你很有帮助。

# 理解痛苦

许多人日复一日地承受着无法减轻的痛苦。痛苦可能是我们生活中微不足道的一小部分，也可能是难以忍受的重大部分。那么，什么是痛苦呢？大多数人都认为，痛苦是我们想要摆脱的东西。让我们来看看，我们能从痛苦中学到什么？它来自何处？它又试图告诉我们什么？

有的字典将痛苦定义为"由于身体受到伤害或者失调导致的不愉快的、不舒服的感觉"，还有的将其定义为"心理或情绪上的苦难和折磨"。既然痛苦是精神或身体的疾病引起的，那么很显然，我们的心灵和身体都会受到它的影响。

我用最近遇到的一个很好的例子来阐释这一点。我看到两个小女孩在公园里玩。一个女孩伸出手来，要打另一个女孩的手臂。在她还没碰到之前，另一个女孩"噢"了一声。第一个女孩看着她的朋友说："你为什么要叫啊？我还没有碰到你。"她的朋友很快回答说："没错，可我知道马上就要疼了。"这一刻，预期的生理痛苦导致了她的心理痛苦。

痛苦有很多种形式，比如划伤、肿块、淤青、不适、睡眠困难、感到威胁、胃部不适、手臂或腿部麻木等。有时候，它会很痛，有时候只是一点点不舒服，无论怎样，这些都包括在痛苦之内。大多数情况下，这些痛苦是想告诉我们一些事情。有时候这种信号很明显，比如工作日会胃痛，而周末就不会，这暗示我们可能需要换工作了。许多人都经历过宿醉的痛苦，我们也很清楚这种痛苦代表什么。

无论是什么信号，我们都要记住，人类的身体构造是很奇妙的，只有我们愿意倾听，身体才能告诉我们哪里出现了问题。不幸的是，许多人不愿花费时间倾听。

**疼痛实际上是身体在向我们发出"最后的求救信号"，它要说出我们的生活中出现了什么问题，我们生活中的一些事物已经脱离了正常的轨道。**无论我们做什么，身体总是会努力保持最佳的健康状态；但如果我们滥用我们的身体，疾病就会出现。

当我们刚刚开始感到疼痛时，我们会在第一时间做什么？通常我们会冲向药品柜或是药店，然后吞下一颗药丸。实际上，这样做是在对我们的身体说："闭嘴，我不想听你说话。"身体会安静一阵子，然后又会开始窃窃私语，而且声音比上一次更大。我们可能会去看医生，打一针、拿点处方药，或者做点别的什么。接下来，到了一定时期，我们就必须注意身体出现的问题了，因为这时，某种疾病已经在我们的身体中形成了。即便是这样，许多人还是想继续装作受害者而不愿意倾听。有一些人会意识到发生了什么，并且愿意做出改变。这很好，我们都在以不同的方式学习改变。

解决问题的办法可能很简单，比如睡个安稳觉，不再一周七晚都外出，或者不再用工作惩罚自己。让自己倾听身体的声音，它真的想要好起来。你的身体想要健康，你可以配合它。

当我刚刚开始感觉到疼痛或不舒服时，我会让自己安静下来。我相信，更高的力量会让我知道，我要改变什么才能摆脱这种不适。我让自己安静下来，想象大自然最完美的样子：我最喜爱的鲜花在我四周盛放，我能感受到、嗅到温暖而芳香的空气轻拂面颊，我专注于放松身体上的每一寸肌肉。

当我感到自己已经完全放松下来时，我会问"内在的智慧"："我是如何让这个问题产生的？我需要知道些什么？我需要在哪些方面做出改变？"然后，我任由答案蜂拥而至。答案可能不会在当时就出现，但我知道不久后，它们就会让我知晓。我知道，无论我需要改变什么，对我来说都是正确的；无论我的面前出现了什么，我都是绝对安全的。

有时候你可能会想，如何才能完成这样的转变？我该怎么生活？孩子怎么办？我怎么支付账单？再强调一遍，请信任在你内心中更高的力量，它会向你展现如何过上富足、没有痛苦的生活。

我还建议你逐步做出改变。中国古代思想家老子说过："千里之行，始于足下。"重视每一小步的积累才能创造出巨大的改变。当你开始着手做出改变时，请记得，痛苦通常不会在一夜之间消失，虽然有这种可能，但是大多数痛苦都需要一段时间才会形成，因此，人们也需要一段时间才能让痛苦消失。**请对自己宽厚一些，不要用别人的标准衡量自己的进步。**你是独一无二的，你有自己的生活方式。请相信，你心中"更高的自我"将帮助你摆脱身体上和心灵上的痛苦。

## 宽恕是打开自由之门的钥匙

我经常问来访者："你愿意正确，还是愿意快乐？"我们都对孰是孰非有自己的看法，我们总能想方设法地证明自己的感觉是对的。我们想当然地在心中设想，要惩罚伤害我们的人，然而，我们自己才是在脑海里一遍遍地重复往事的人。因为别人过去伤害了我们，我们现在就要惩罚自己，这是愚蠢的做法。

要放下过去，我们必须愿意宽恕，即便我们不知道如何宽恕也没关系。**放下受伤的感觉，放下整件事就是一种宽恕。**不能宽恕只会摧毁我们的内心。

⁕

无论你走在什么样的精神之路上，你都会发现，宽恕在任何时候都是一件大事，尤其是在生病的时候。当我们生病时，我们真的需要环顾四周，看看我们需要原谅谁。通常，我们认为自己永远不会原谅的那个人，才是我们最需要原谅的人。不原谅不会伤害到别人，却会给自己带来灾难。问题的关键不在别人，而在于我们自己。

你所感受到的伤害和积累的怨恨都跟你是否原谅自己有关。请对自己说："我完全愿意原谅每个人，我愿意将自己从过往中解脱出来。我愿意原谅过去伤害过我的每个人，我原谅自己伤害过别人。"当你想到在某个时刻以某种方式伤害过你的某个人时，请用爱祝福这个人，然后原谅他。

如果我不原谅那些曾伤害过我的人，我就不是今天的我。现在我不再用他们对我做过的事惩罚自己。我想说，这并不容易。但现在回望过去时，我只会说："噢，是的，这是过去发生的事情。"这并不等于纵容他们的行为，但我确实不再生活在过往中。

如果你觉得自己被人欺骗了，请记住，没有人能从你那里拿走本应属于你的东西。如果它属于你，它会在适当的时间回到你这里；如果它不再回来，那就证明它不是你的，你需要接受这个事实，然后继续你的生活。

要变得自由，你要放下自以为是的怨恨，不再"自怜（get off your pity pot）"。我喜欢这个词，它来源于匿名戒酒者协会（Alcoholics Anonymous），因为它将一些人的状态描述得非常准确。当你自怜时，你就会变得无助。要想拥有力量，你就要靠自己站起来，要承担起责任。

找个时间，闭上双眼，想象有一条清澈的溪流在你面前。你将过去的经历、伤害、记恨以及那些让你痛苦的事物都丢进溪水中，看着它们在溪流中散开、顺流而下，直到完全消失不见。请你尽量多做这样的想象。

这是同情与疗愈的时刻，请深入内心，感受你心中疗愈的力量。你具有令人难以置信的能力。你要努力上升到新的境界，唤醒自己以前没有察觉到的能力，不仅是为了治愈疾病，更是为了在所有可能的层面上治愈自己，让自己的生命更加完整。要接纳自己的每一部分，接纳自己的每一段经历，要知道，一切都是你生命的组成部分。

我很喜欢艾曼纽（Emmanuel）的书，其中有一段对我非常有启发。

有人问艾曼纽："我们怎样才能不因为痛苦的经历而产生怨恨呢？"

艾曼纽回答说："**请将痛苦当作教益，而不是惩罚。我的朋友，请信任生命。无论生命要带你去哪里，这些旅程都是你必须要走过的。你必须有丰富的经验，才会知道哪些是真理，哪些是被你曲解的生命意义。然后，你才能够爱你的家庭，找到灵魂中的自我，变得更加有活力、更加有智慧。**"

但愿我们能够明白，

我们称为问题的一切，

恰恰是我们成长和改变的机会，

大部分问题都来源于我们自己的思维习惯。

我们真正需要做的是改变思考方式，

消除怨恨，愿意宽恕。

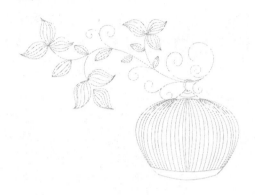

# 第三部分

# 爱自己

还记得你最后一次恋爱吗？

你的心在怦怦跳，

这种感觉如此美妙。

爱自己也是如此，

只是其中有一点不同：

你永远不会离开自己。

你对自己的爱，

将与你终生相伴。

你与自己的关系，

将会是你想要拥有的最好的关系。

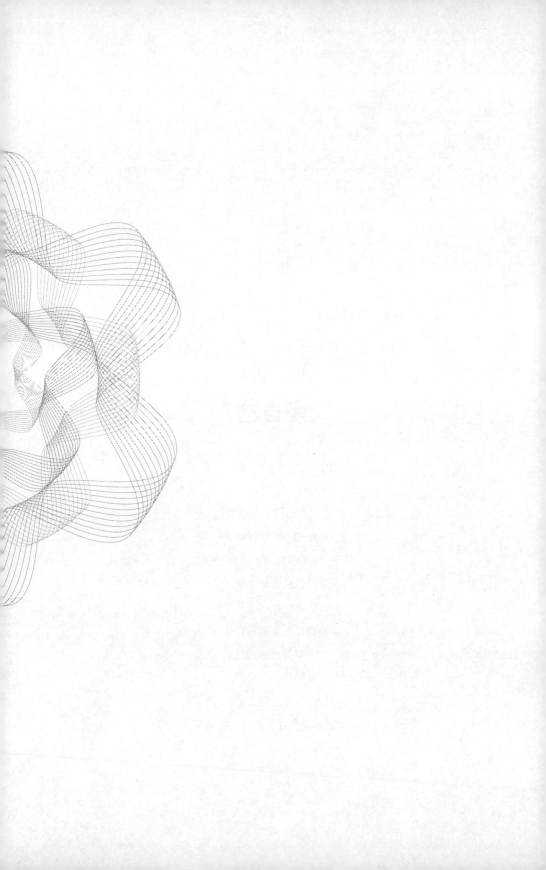

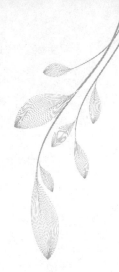

第一章  爱自己的10种方法

当你原谅和释放

时，你将不只放下肩上

沉重的包袱，也将打开

通往自爱的大门。

许多人一直在努力地爱自己，也有许多人刚刚开始学习爱自己，我想介绍一些方法来帮助你们学会如何爱自己。我将这些方法称为"十步法"。多年来，我已经将"十步法"介绍给成千上万的人。

爱自己是一次奇妙的历险，就像学习飞翔一样令人激动。请想象一下，如果我们每个人都有随意飞翔的能力，该是多么令人兴奋啊！请让我们从现在开始爱自己吧！

许多人似乎在某种程度上缺乏自尊。我们很难爱自己，因为我们身上有各种各样的所谓的缺点，要让我们真正地爱自己似乎是不可能的。我们通常会有条件地爱自己，所以，当我们进入亲密关系后，我们也会有条件地爱他人。我们都听过，我们只有爱自己，才可能真正地爱他人。当我们已经看到我们给自己设置的障碍时，该怎么办呢？

## 停止自责

这可能是最重要的。我曾经谈到这一点。如果我们告诉自己，我们已经很好了，那么无论发生什么，我们都能在生活中轻松地做出改变。但是，当我们认为自己"很坏"时，一切都会变得很困难。我们都在变化，每个人都是如此。每一天都是新的一天，我们每一天的做事方式跟前一天相比都会有一点不同，我们适应生活的能力就是我们的力量。

在问题家庭中长大的人往往有高度的责任感，他们在紧张和焦虑中长大，会无情地批评自己。童年时期的家庭给他们带来的信息是："一定是我出了问题。"想想你是怎样责骂自己的。许多人告诉我，他们会用愚蠢、坏孩子、没用、粗心、呆傻、难看、一无是处、懒惰、肮脏等来批评自己。你现在还这样描述自己吗？

**构建我们的自尊和自我价值感很有必要，因为当我们感觉到自己不够好时，我们就会通过各种方式让自己陷入不幸。**我们在身体里制造疾病和痛苦，将对我们有益的事情一拖再拖，用食物、酒精和药品来虐待自己的身体。

我们都会受某些东西的影响而感到不安全，因为我们是凡人。我们不要再故作完美，追求完美不只会给自己带来沉重的压力，也会阻碍我们发现生命中那些需要被疗愈的部分。相反，我们可以发现自己的个性和创造性，欣赏自己与众不同的特质。我们每个人在这个地球上都扮演着独一无二的角色，当我们批评自己时，我们便忽视了自己的特质。

# 停止恐吓自己

许多人都会用可怕的想法来吓唬自己，让自己的处境显得更糟糕。我们只是碰到点小问题，却硬要将它们变成大怪物。若我们总是想着生活中会发生最糟糕的事情，这样的生活将会是多么恐怖。

多少人会在睡觉前将某个问题的最坏情况想出来？这就像小孩会想象床下藏着怪兽而感到害怕一样，难怪你们会睡不着。小孩需要父母来安慰，作为成人，你要知道，你有能力安慰自己。

生病的人经常会想象最坏的情况，甚至会计划自己的葬礼。他们丢弃了自己的力量，认为自己的生命中只剩下医学数据。

你也可能会在与人相处的过程中产生这样的想法：如果某人不接电话，你立刻就认定自己是不可爱的。你会感到自己被抛弃、被拒绝了。

工作上也一样。某个人对你的工作略有微词，你就认为自己马上就要被解雇了。你在头脑里制造的这些让人崩溃的想法，其实就是一种消极的自我暗示。

**如果你发现自己习惯性地在头脑里回顾同一种消极的想法或情形，你就可以找一个美好的事物替代它，可以是一片美丽的风景、一次绚丽的日落、一朵美丽的花、一次运动或者任何你喜欢的东西。每当你发现自己又在恐吓自己时，请将你头脑中的画面转换成这些。**

请对自己说："不，我不想再想这些了。我要想想日落、玫瑰花、巴黎、游艇或者瀑布。"随便你喜欢什么样的画面，只要你坚持这么做，终会打破这个习惯。当然，这需要多次的练习。

## 温柔、友好、耐心地对待自己

奥伦·阿诺德（Oren Arnold）曾幽默地写道："亲爱的上帝，我祈求拥有耐心，我立刻就要！"耐心是非常有力量的工具，许多人会因为愿望不能立刻实现而感到痛苦。我们必须要有耐心。如果没有耐心，遇到需要排队或者交通阻塞的情况，我们就会变得暴躁不安。我们想要马上得到所有问题的答案和所有好东西，也正因为如此，我们的不耐烦常常会给别人的生活带来麻烦。不耐烦就是学习的阻力，我们总是想不经过学习就得到问题的答案。

请将你的心灵当作一个花园，一开始花园一片荒芜，长满了自我憎恨的荆棘，堆满了失望、愤怒和担忧的岩石，还有一棵叫作"恐惧"的老树需要修剪。如果将这些东西清除掉，土地就会变得肥沃，你就可以种下一些喜悦和成功的种子。阳光洒下来，你为它们浇水施肥，给予它们爱的关注。

一开始可能看不出什么，但是请不要停下来，继续精心地照料它们。如果你有足够的耐心，花园里的花朵就会盛放。你的心灵也是如此——你选择要培育的思想，给予它们耐心，这些思维就会茁壮成长，为创造出一个你想要的经验花园做出贡献。

我们都会犯错，在学习的过程中犯错没有关系。我说过，许多人受累于完美主义。如果你因为自己无法在 3 分钟之内将事情做到完美，就认为自己不够好的话，你就是不给自己任何学习的机会。

学习任何事物都要花时间。你刚开始做某件事时，通常会感觉自己做得不太对。为了说明我的意思，我们现在就花一点时间来做一个小练习。请让两只手紧扣在一起，怎么做都可以。请注意，哪只手的大拇指在上面。现在，松开手，然后再次紧扣双手，这次要换另一只手的大拇指在上面。你可能感觉很陌生、很怪异，甚至可能觉得自己做错了。没关系，再像第一次那样紧扣双手，然后松开，再换成第二次那样扣紧双手，松开……现在感觉怎么样？是不是觉得没那么奇怪了？没那么不好了？你正在习惯，这两种紧扣双手的方法你都能学会。

同样，当我们按新的方式行事时，可能会感觉到不一样，所以，我们会立刻批评这种方式。然而，经过一些练习，我们就会发现新的方法也会让我们觉得很自然、很正常。我们不能在一天内就完全地学会爱自己，但是我们可以每天多爱自己一点。两三个月以后，我们就会发现自己更爱自己了。

**错误很有价值，它们是你的老师。不要因为犯错而惩罚自己。如**

果你愿意在错误中学习、成长，它们将是你成就人生的阶梯。

许多人已经在自己身上下了很多功夫，但很奇怪，为什么还是会有问题不断地出现在自己身上。我们需要不断巩固自己所学的东西，而不是忙不迭地摆手抗拒说："这有什么用？"在学习新方法时，我们需要对自己宽仁友善。请记住上面提到的花园。如果消极的杂草生长出来，请尽快将它们除掉。

# 善待自己的心灵

请不要因为产生了消极的想法就憎恨自己，我们可以将自己的想法看作是来支持我们的，而不是来打击我们的。我们不必因为负面的经历而责怪自己，我们要从这些经历中得到提升。善待自己意味着我们要让自己的心中不再出现责备、内疚、惩罚和痛苦。

放松可以帮助我们。放松对于我们汲取内心的力量是非常必要的。如果你紧张、害怕，你就会将自己的能量封闭起来。每天花几分钟让你的身体和心灵得到放松。不论什么时候，你都可以做几次深呼吸，闭上双眼，将所有的紧张释放出去。当你呼气时，请集中注意力，默默对自己说："我爱你，一切都会好的。"你会发现自己变得平静许多。你正在给自己的思想输入新的信息，请告诉自己，你不必总是带着紧张和恐惧生活。

我们每天都需要静下心来，倾听自己内心的智慧。我们的社会将冥想变成了又神秘又难以捉摸的东西。事实上，冥想是能够帮助我们与心灵沟通的最古老、最简单的方法之一，我们需要做的只是进入放松的状态，并反复默念一些词，比如"爱""宁静"或任何对我们有意义的词。OM①是我在研习班用过的一种古老声音，它似乎非常有用。我们也可以反复地说"我爱自己""我原谅自己"或者"我已得到了原谅"，然后倾听一会儿自己内心的声音。

许多人认为，冥想时头脑就必须停止思考。实际上我们不可能停止思考，但我们能放慢思想在头脑中流动的速度。有些人喜欢坐在垫子上，用笔记下消极的想法，因为这样做，似乎更容易让消极的想法消失。如果我们能达到一种状态，就能看到思绪在自己的头脑中飘过——"噢，这是恐惧，还有一些愤怒，这儿有爱，这儿是灾难，这儿是放纵，这儿是喜悦"。请先别重视这些想法，我们正开始聪明地运用自己内在的力量。

你在任何地方都可以进行冥想，请让冥想成为习惯，把冥想看作汲取内在力量的方法，它能让你开始与自己内心的智慧相连。你可以用自己喜欢的方式冥想。有些人在慢跑或走路时进入某种冥想的状态。请注意，不要因为自己与别人的做法不同而认为自己错了。我

---

① 在瑜伽世界中，代表宇宙初始时，物体震动发出的声音，可以吟唱。

喜欢跪在花园里挖地。对我来说，这就是冥想最好的方式。

想象乐观的画面也非常重要，也有许多可以运用的技巧。在《康复——癌症的心理治疗和预防》(*Getting Well Again*) 一书中，卡尔·西蒙顿 (Carl Simonton) 给癌症患者介绍了许多想象的技巧，并且往往可以取得很棒的效果。

**通过想象，你可以创造一些清晰的、美好的画面，它们会帮助你进行自我暗示。** 许多人写信给我时，会谈到他们在自我暗示时想象出的各种画面。关于想象，最重要的是要让它们与你的本性相符。否则，你的想象就不管用了。

例如，一位患有癌症的女士想象她的身体里有杀手细胞，能攻击癌症并将它们杀死。在想象结束后，她很怀疑自己的方法到底对不对，因为她感觉不到这种想象对她产生了作用。我问她："你是杀手吗？"我个人认为，在我们的身体内部掀起大战，会产生不良的后果。我建议她换一种温和一点的想象。我认为，想象太阳正在融化癌细胞，或者一位魔法师正用魔杖将癌细胞变消失了会更好。我患癌症的时候，曾想象清冽的水冲洗掉了我身上的癌细胞。我们需要做一些在潜意识层面上对我们无害的想象。

我们去看生病的朋友或家人，视他们为病人，这对他们是不公平的。请想象他们是健康的，将积极的意识传递给他们。请记住，能否恢复健康完全取决于他们自己。如果他们能够敞开自己，你可以将一些教人想象和冥想的录像送给他们，帮助他们度过这个阶段；如果不是这样，你只需向他们表达爱。

每个人都可以想象。描绘自己的家，幻想一次性爱，设想自己如何对待伤害过你的人，这些都是想象。我们的内心是可以做到这些的。

# 赞美自己

批评会摧毁我们的心灵，而赞美会强化我们的心灵。请不要低估自己的力量，我们都是无限智慧的杰作。你痛责自己，就是在轻视创造你的力量。**从小事做起，告诉自己，你非常棒。**如果你只尝试一次就放弃，那就不会有什么效果。即便你每次只赞美自己一分钟，也请坚持下去。请相信我，你会觉得越来越容易。下次当你做一件新的、不同的事情，或者一件刚学会还不太熟练的事情时，请更加努力。

我第一次在纽约的心灵科学教会演讲时非常兴奋，我依然能清晰地回忆起当时的场景。那是一个周五的中午，人们在纸上写下自己的问题，然后将它们放到一个筐里递给我。我带着筐走上讲台，逐一回答问题并为听众做相应的治疗。结束后，我离开讲台，对自己说："露易丝，这是你的第一次，你做得非常棒。等你做到差不多第六次的时候，你就是一位专业人士了。"我没有痛责自己说："噢，你忘了说这个，忘了说那个。"我不希望我的第二次演讲会受到这一次的影响。

如果第一次我就打击自己，第二次我还是会打击自己，最后我就会害怕演讲。几小时之后，我开始考虑哪些还需要改进。我从不让自己有犯错的感觉。我小心翼翼地为自己的精彩表现赞美自己、祝贺自己。我主持第六次会议时，已经非常专业了。我认为我们在生活中的各个领域都可以运用这种方法。我经常在会议上发言，这是一种非常好的锻炼方法，因为我能学到如何临场思考。

无论你认为自己是否配得上美好的事物，都要允许自己接受它们。我们已经讨论过，我们不愿意接受生活中的美好，是因为我们觉得自己不配。这种想法会阻碍我们获得自己想要的东西。如果我们认为自己不配做美好的人，我们又怎么会赞美自己呢？

你是否觉得自己足够好、足够聪明、足够高大、足够漂亮？你为什么而活？你知道，人生在世总有理由，肯定不是为了每几年买一辆新车。你愿意做点什么来成就自我吗？你愿意进行自我暗示、想象美好的事物、疗愈自己吗？你愿意宽恕吗？你愿意冥想吗？你愿意付出多少精神上的努力去改变自己的生活，去创造你想要的生活？

# 爱自己意味着要支持自己

出去见见朋友，让他们帮帮你。在需要的时候向其他人请求帮助，其实是坚强的表现。许多人受困于自尊心，不愿意向别人寻求帮助。但与其试图完全靠自己，因为做不到而对自己生气，还不如尝试着向别人寻求帮助。

许多城市都有支持性团体。几乎每个出现在我们身上的问题都有相对应的"12级阶梯项目"，一些地区还有治疗团体以及相关的宗教组织。如果你找不到自己需要的团体，也可以自己创建一个。建立一个团体并不像你想的那么难，你只须召集两三个和你有同样问题的朋友，制定一些团队的活动原则。如果你将爱倾注到这件事情中，你的小团队就会成长，会像磁石一般吸引更多的人。如果你的群体开始壮大，不要为你们的聚会空间不够宽敞而担心，总会有办法的。如果你不知道该怎么做，可以写信到我的办公室，我会给你一些建议，告诉你如何建立一个团体，你们可以相互支持。

1985年，我在洛杉矶的家中创建"海瑞德（The Hayride，一个艾滋病救援团体）"，当时的成员是6位男性艾滋病患者，他们都不知道该如何面对这种极端的危机。我告诉他们，我们不是要围坐在一起抱怨"一切都太糟了"，因为我们已经知道了。我们要竭尽所能地做一些积极的事情，互相支持。后来，我们的成员已经有

200 位了，每周三晚上都会在西好莱坞公园相聚。

对于艾滋病患者来说，这是一个不同寻常的团体，它欢迎每一个人的到来。世界各地的人们都前来了解这个团体如何运作，因为他们可以从中感受到支持的力量。我并非单打独斗，我的背后是整个团体，每个人都在帮助它有效地运转。我们在一起冥想，想象美好的事物。我们营建人脉，分享替代疗法的信息以及最新的医疗方法。在房间尽头有许多"能量桌"，人们可以躺在上面，其他人可以为躺下的人祈祷，或者把手按在他们身上，与他们分享疗愈的能量。在那里，人们也可以与心灵科学老师交谈。在聚会结束时，我们会唱歌并拥抱彼此。我希望人们离开时比刚到时感觉好。有时候，人们从团体中获得的精神鼓舞能够持续好几天。

这些互相支持的团体已经成为一种新的社会群体，在当今这个错综复杂的时代，它们能够非常有效地帮助我们。许多"新思维"教会，如团结教会和宗教科学教会中都有支持性团体，他们每周都会举办一些活动。新派的杂志和报纸会列出许多这样的团体。人脉很重要，它会带给你灵感并激励你前行。我建议志同道合的人们可以经常聚在一起分享自己的想法。

当人们有一个共同的努力目标时，他们会带着各自的痛苦、迷茫、愤怒等情绪相聚在一起，但不是为了抱怨，而是为了找到一种提升自我、实现成长的方式。

**如果你专心致志、严于律己并极具灵性，你确实可以独自完成**

许多事情；但如果你在一个团体中，和一群人做同一件事情，你就会实现巨大的飞跃。因为你们可以相互学习，团体中的每个人都是你的老师。所以，如果你有问题需要解决，我建议你加入一个适合你的团体。

## 爱自己的缺点

缺点是我们的一部分，正如我们是这个世界创造出来的一部分一样。创造出我们的智慧不会因为我们犯错或对孩子生气而憎恨我们。这种智慧知道我们在尽己所能，并爱它所创造的一切，就像我们爱自己所创造的一切一样。我们都曾犯过错，如果我们一直为此惩罚自己，就会让惩罚变成我们的一种习惯模式，我们就会难以摆脱惩罚，难以做得更好。

如果你喋喋不休地念叨"我讨厌自己的工作，我讨厌自己的房子，我讨厌自己的病，我讨厌这段关系，我讨厌这，我讨厌那"，那就不会有什么新的美好事物进入你的生命。

无论你处于什么样的逆境之中，都是有原因的。*Love Your Disease*① 一书的作者约翰·哈里森（John Harrison）说，患者不应

————————
① 大意为"爱你的疾病"。

当因为动过多次手术或患有多种疾病而感到自责。无论遇到什么问题，我们都要明白，是我们自己让这些问题出现在我们面前的，它们出现的目的是要应对某种情形。病痛会满足患者的某些需求，让他们感到安全。一旦我们意识到这点，我们就会明白，我们需要找些积极的方式来满足自己的需要。

有时候，由于癌症患者或者其他绝症患者很难在生活中对权威人士说"不"，他们就会在潜意识层面制造出某种疾病来帮助他们说"不"。我认识一位女士，当她意识到她会为了拒绝父亲的要求给自己制造出疾病时，她就下定决心要为自己而活。她开始对父亲说"不"。刚开始她觉得很困难，但经过不懈的努力，她发现自己可以做得越来越好了。

**无论我们满足自我需求的消极模式是什么，我们都能学会用更积极的方式满足自己的需要。**正因如此，我们必须扪心自问："这次经历教会了我什么？我从中获得了什么？"我们不喜欢回答这样的问题，但是如果我们审视自己的内心，诚实地面对自己，我们就会发现答案。

可能你的答案是："这是我唯一一次从配偶那里得到爱的关注。"一旦你意识到这一点，你就可以寻找其他更积极的方法来获得爱。

幽默也是强有力的工具——它帮助我们振作精神、放松心态。在"海瑞德"里，我们会设置特定的时间讲笑话。有时我们会请来一位被称为"笑女士"的演讲嘉宾，她具有感染力的笑声会让我们沉浸在欢笑之中。我们不能总是让自己那么严肃，笑声有很好的疗愈效果。我建议你在情绪低落时看一些老喜剧片，比如"老瑞和哈迪"系列等。

我在做个人咨询时，会尽量让人们笑对自己的问题。幽默能让人们从自己的人生轨道上脱身，从更广阔的视角看待生活。如果我们能够将自己的生活当作是在舞台上表演戏剧，我们就能获得更好的视角，走上治愈之路。

## 照顾好自己的身体

身体就像一所房子，我们的精神居住在其中，我们要热爱并照料这所房子。不是吗？因此，请留心，你把什么放入身体了。滥用毒品和酗酒如此常见，因为这是两种最普遍的逃避问题的方式。如果你沉溺于毒品，并不意味着你是一个坏人，只是意味着你还没有找到一种更积极的方法来满足自己的需要。

毒品召唤我们："来吧，跟我一起玩吧，我们将度过美妙的时光。"没错，它们确实能带给你美妙的感觉。但是，毒品会扭曲你头脑中的现实，虽然一开始并不明显，但最后，你必然会为此付出巨大的代价。吸食毒品一段时间后，你的健康状况会急剧恶化。你大部分时间都会觉得很糟糕。毒品会影响你的免疫系统，导致多种疾病。屡次吸食毒品后，你就会上瘾，你就会疑惑是什么让你染上了毒品。为了合群可能是让你开始尝试吸食毒品的原因，但是反复吸食就是另外一回事了。

我还没有碰到过一个真正爱自己却染上毒瘾的人。我们会在童年时期形成自己不够好的感觉，滥用毒品、酗酒只是为了逃避这种感觉。然而，当毒品或酒精的效力散去，我们就会感觉更糟，而且还会产生负罪感。我们要深信，体会到自己的感受、承认这些感受是安全的。这些感受终会消失，它们不会一直停留。

过量饮食也是一种不自爱的表现。没有食物我们无法生存，因为食物能给我们的身体输送营养，帮助身体制造出新的细胞，但这并不代表食用任何食物都对我们的身体有益，尤其是当我们食用得过多的时候。即便我们可能知道基本的营养常识，我们还是经常用食物惩罚自己，让自己变得肥胖。

美国已经变成一个食用垃圾食品成瘾的国度。几十年来，我们都在吃"美国的伟大饮食"，我们的身体里充斥着各种加工食品。我们任由食品公司利用他们的广告噱头来影响我们的饮食习惯。若不是医学院学生们将营养学当作一门额外的自选课程，医学院甚至不向未来的医生传授营养学知识。目前，我们所认为的常规医疗大多专注于药品和手术，因此，我们如果想学习营养学，就得自己采取行动。**请留意我们吃了些什么，这些东西对我们有什么影响，这是爱自己的行为。**

如果吃完午餐后一小时，你开始感到瞌睡，你得问问自己："我吃了些什么？"你可能吃了对身体不好的东西。请开始留意，哪些食物会让你精力旺盛，哪些食物会让你感觉虚弱或情绪低落。你可以通过不断尝试找到正确的答案，你也可以找个好的营养师帮你解答疑问。

请记住，对一个人的身体有好处的食物，未必适合另一个人——我们的身体是不同的。对许多人来说，长寿饮食法是好的，哈维·戴蒙德和玛里琳·戴蒙德（Harvey and Marilyn Diamond）的 *Fit For Life*[①] 中的方法也不错。这两种方法的理念完全不同，但同样有效。每个人的身体都与其他人的不同，我们不能说哪一种方法有效或者无效，你需要找到适合自己的方法。

೨৬

找到自己喜欢又富有乐趣的调整情绪的练习方法，用积极的心态看待这些练习。我们经常从别人那里得到某些信息，并让它们成为我们身体中的障碍。你如果想要改变，就要原谅自己，要停止给

---

① 大意为"健康生活"。

自己带来愤怒和怨恨。将自我暗示和练习结合起来，这样的做法将会帮你清除身体中的消极思想。

现在，新的健康科技层出不穷，我们也正在学习将古老的治疗方法（比如印度草药按摩）与新兴的声波科技结合起来。我一直在研究，声音如何刺激我们的脑电波并加速我们学习、治疗的进程。有研究显示，用精神方式改变我们的 DNA（脱氧核糖核酸）结构，可以帮助我们治愈疾病。我认为，我们将探索各种可能性，造福人类。

## 经常照镜子

我总是强调镜子的重要性，因为我们可以通过照镜子的方式，找出我们不爱自己的根源。你可以用镜子来做练习。我每天早晨起床后做的第一件事就是对着镜子里的自己说："我爱你，今天我能为你做些什么？我怎样才能让你高兴？"请倾听你内心的声音，并遵从它的指示。一开始，你可能得不到任何信息，因为你已经习惯于责备自己，不知道该怎样回应充满友善和爱的思想。

如果发生了不愉快的事情，请对着镜子说："不管怎样，我都爱你。"身边的人和事来去不定，但你对自己的爱是永恒的，这就是你最重要的财富。如果发生了美妙的事情，就去对着镜子说："谢谢你。"要知道，是你为自己创造了这段美好的经历。

你还可以在镜子里学会原谅，原谅他人和自己，或者对着镜子练习与别人交谈，尤其是当你害怕与他们当面交谈的时候，你可以对着镜子说出自己不敢说的话。你可以利用镜子清理自己与其他人的问题，包括你和父母、老板、医生、孩子、爱人之间的所有问题。你可以对着镜子说各种各样的事情，包括你害怕说出来的事情。请在练习结束时，向他们请求爱和认可，因为那才是你真正需要的。

难以爱自己的人通常都是不懂得原谅的人，"不原谅"成为我们心中的障碍。一旦我们学会了原谅，我们不仅会放下肩上沉重的负担，也会打开通往自爱的大门。人们会说："噢，我终于将这沉重的负担放下了。"没错，就是如此，因为我们已经肩负重担太久了。约翰·哈里森认为，原谅自己、原谅父母、放下过去的伤痛，比任何药物都管用。

让孩子们不爱自己的父母是很难的，但是一旦他们不爱父母了，让他们原谅父母就更难了。不原谅，就不会放下，就会将自己困在过往之中，不能活在当下。如果你不能活在当下，又怎么能创造辉煌的未来？来自过往的情绪垃圾只会为未来制造更多的垃圾。

**在镜子前进行自我暗示益处多多，因为你能透过镜子中的映象，看到真实的自我。**如果你在进行自我暗示时，听到了消极的回应，比如"你骗谁？这不是真的，你不值得获得这些"，那你便收到了一份有价值的礼物。只有当你愿意看到是什么在阻止你时，你才会做出相应的改变，你听到的消极回应就是你通往自由的关键。请将这些回应中消极的话变成积极的话，并以此来进行自我暗示，比如："现在，我值得所有的美好，我允许我的生活中充满美好的经历。"请重复这样的自我暗示，直到它变成你生命的一部分。

我也曾看到，只要家庭中有一个人进行自我暗示，这个家庭就会发生巨大的改变。许多参加"海瑞德"的人都来自亲人关系疏远的家庭，他们的父母根本不与他们交谈。我曾让他们重复进行自我暗示："我与每位家庭成员都会展开美好、充满爱意、温暖、开放的沟通，包括与我的母亲（或者其他家庭成员）。"每当他们想到自己的家庭或者家人时，我都建议他们去镜子前，一遍一遍地进行自我暗示。令人惊叹的是，3个月、6个月或9个月后，我就真的看到这些人的父母出现在我们的活动中了。

# 现在就爱自己

不要等到你做对了某些事情之后，再爱自己。对自己不满意是一种习惯模式，如果你从现在开始就对自己满意，爱自己、认可自己，那么当美好的事物来到你的生命中时，你就能够享受一切。一旦你学会爱自己，你就会开始爱他人、接受他人。

我们不能改变别人，所以，随他们去吧。我们总是试图改变别人，还会为此花费很多精力。但如果我们能将一半的精力放在自己身上，我们就能改变自己。**当我们自己发生变化时，别人对我们的反应也会改变。**

你不能代替别人，每个人都要从自己的经历中学到些东西。你能做的是在自己的经历中学习，学会爱自己就是第一步。这样，别人的行为就不会影响到你。如果你与一个非常消极的人相处，而他不愿意改变，你就要足够爱自己，才能摆脱这样的人。

一位听我演讲的女士告诉我，她的丈夫非常消极，她不想让两个孩子受到他的影响。我建议她给自己一些积极的心理暗示——丈夫是一个顾家的好男人，他正在努力地改变自己，展现自己最好的一面。我告诉她，要对那些她希望发生的事情持有肯定的态度。每当他表现出消极的样子，她就要给自己一些积极的心理暗示。如果无论她怎样自我暗示，他们的关系都还是和以前一样，那就说明他们的关系是失败的。

由于美国的离婚率正在上升，我认为，女人在生育孩子之前都要问自己一个问题："我真的愿意完全依靠自己抚养孩子吗？"单身父母已经越来越常见，而其中更多的是女性。过去，婚姻大都是很稳固的；但如今，时代已经变了，这是一个务必要考虑的问题。

很多情况下，我们都会停留在一段不够好的关系中，任由自己失望。我们想的无非是："我不值得爱，所以我会留在这里，接受这些。我只配得到这些，我敢肯定没有别人想要我。"

我知道，我的说法显得有些简单，而且我还在不断强调相同的话，但我确实相信，解决所有问题的最好方法就是爱自己本来的样子。我们发出爱的信号，就会吸引那些爱我们的人。

我们来到这个世界上，就是为了获得无条件的爱，

这就要从爱自己、接纳自己开始。

你此生的目的不是取悦别人或按他们的方式生活，

你只能按照自己的方式生活，走自己的路。

你此生的目的是实现自我，表达最深层次的爱；

是学习和成长，获得并展现同情和理解。

当你离开人世时，你无法带走你身边的人际关系，

也带不走你的汽车、银行存款和工作，

唯一能带走的就是爱！

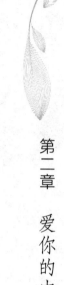

第二章　爱你的内在小孩

如果你不能与人
亲近，那是因为你不
知道如何与你的内在
小孩亲近。你心中的
那个小孩很害怕，也
很痛苦。请你和他站
在一起。

我们要探索一个核心问题——治愈我们的内在小孩。他被我们遗忘太久了。

**无论你多大，你心中都住着一个小孩，他是你的内在小孩，他需要得到你的爱与接纳。**如果你是一位女性，无论你多么自信，你的心中都有一个纤弱的小女孩，她需要你的帮助；如果你是一位男性，无论你多么有男子气概，你的心中也都有一个小男孩，他渴望温暖和慈爱。

每个年龄段的你都会深藏在你自己的心底，深藏在你的潜意识和记忆中。当你还是个孩子的时候，如果有事情出现了差错，你会倾向于认为是自己的问题。孩子们通常会形成这样的思想：只有做对了事情，父母或其他人才会爱他们，才不会打他们或者惩罚他们。

因此，每当孩子们想要某样东西却得不到时，他们就认为："我不够好，我有问题。"他们长大后，就会拒绝接受自己的某些部分。

我认为，我们在 5 岁左右就开始关闭自己的内心。我们做出这个决定，是因为我们认为自己有问题，我们不再做这个小孩了。

这时，父母的样子开始印刻在我们心中，我们心中会同时存在内在父母和内在小孩。大多数时间，内在父母都在斥责内在小孩，几乎从不停止。如果你倾听自己心中的对话，你就能听到斥责声。你能听到父母告诉你，你做错了什么，你哪里不够好。

结果，我们开始与自己进行斗争。我们开始批评自己，就像父母曾经批评我们一样。"你真蠢，你不够好，你做得不对，重做"，这成了一种习惯模式。当我们长大成人后，许多人会完全忽略自己的内在小孩，或者用别人曾批评我们的方式去批评这个小孩，一遍一遍地指责他。

约翰·布拉德肖（John Bradshow）就如何治愈我们的内在小孩这一问题写过几本很棒的书。我曾听他说过，到成年时，我们每个人心中都会有 2.5 万个小时的关于父母的录音带。这里面有多少个小时是在说你有多棒、你被人所爱、你很聪明活泼、你可以做任何你想做的事、你会成为伟大的人？这些录音又有多少小时是在以各种形式说"不、不、不"？

怪不得我们总是对自己说"不"，或总是觉得应该对自己说"不"，我们是在回应这些旧的录音。然而，它们只是一些录音，并不是当下的现实，它们是可以被修改和重新录制的。

每当你感到害怕时，你都要认识到，是你的内在小孩感到害怕，成年的你并不会感到害怕，只是成年的你没有去支持你的内在小孩。所以，成年的你要和你的内在小孩建立联系，相互讨论你所做的每一件事。我知道，这听起来可能有点傻，但确实行之有效。**你要让自己的内在小孩知道，无论发生什么，你都不会对他置之不理或转身跑掉。你将会一直爱着自己的内在小孩，为他提供支持。**

例如，在你很小的时候，你对狗有不好的印象，可能是因为狗吓到你或者咬了你。即便你现在已经长大成人了，你的内在小孩可能仍然会对狗产生恐惧。当你在街道上看到一条小狗时，你的内在小孩可能会非常恐慌。他会说："狗！我会受伤的！"这时你就应抓住这个绝佳的机会告诉他："没关系，我现在长大了，我会照顾你，不会让狗伤害你，你不必再害怕。"请开始用这种方式来帮助你的内在小孩。

## 治愈过去的伤痛

我发现，与内在小孩合作最有利于治愈过去的伤痛。我们总是拒绝感受内在小孩的恐惧。如果你的童年充满恐惧和斗争，现在，你仍然在精神上打击自己，那你就是在用以前别人对待你的方式，对待你的内在小孩。然而，这个小孩只能在你的心中，他无处可去。你要突破父母带给你的思想局限，与这个迷茫的小孩沟通，他需要知道你是在乎他的。

**现在，花点时间告诉你的内在小孩："我在乎你，我爱你，我真的爱你。"** 可能你已经对你自己这么说过了，现在，请再次对你的内在小孩说这些话。想象你牵着他的手，用几天时间一起到处走走，看看你能获得多少快乐。

你要与自己的内在小孩沟通，你想听到什么？请坐下，闭上眼睛，与你的内在小孩对话。多年来，如果你从未与他交谈过，你可能需要多花些时间，才能让他想和你交谈。不要放弃，请坚持说："我想和你交谈，我想见你，我要好好地爱你。"你们最终会建立联系。你会看到他、听到他、触摸到他。

第一次与你的内在小孩交谈时，你可能要先向他道歉。你可以说，你很抱歉，你从没和他交谈过，或者你一直以来都在指责他。告诉你的内在小孩，由于彼此间长久的疏离，你想要弥补他。你要问问他，怎样才能让他快乐，或者是什么让他感到恐惧，你能对此做什么，或者他需要你做些什么。

先从简单的问题开始问起，你会得到答案的。如果你想知道，你做些什么能让他感到快乐，或者他今天想要做什么，你就可以对他说："我想要去慢跑，你想做什么？"他可能会回答："我想去海边。"这就是沟通的开始，请坚持下去。如果你能每天花一点时间与你的内在小孩沟通，你的生活将会有很大的改观。

# 与你的内在小孩交流

有些人可能已经开始关心自己的内在小孩了。这方面的书籍很多，也有许多研讨会和讲座。

约翰·波拉德三世（John Pollard Ⅲ）的著作《内在父母的觉醒：给内在小孩无条件的养育》（*Self-Parenting*）非常好，里面有许多可以与内在小孩一起做的练习。如果你以认真的态度对待内在小孩，我推荐你选择这本书。如前所说，你可以从很多地方得到帮助。你并非孤独无助，但你要走出去寻求帮助。

我还有一个建议，找出一些你小时候的照片，仔细看看这些照片里的自己。你看到一个悲惨的小孩了吗？你看到一个快乐的小孩了吗？无论你看到什么，都请耐心地与他进行沟通。如果你能够看到一个十分恐惧的小孩，那就请问问他为什么感到恐惧，你做些什么能让他感觉好点。请多找出几张你小时候的照片，并与每张照片里的小孩对话。

对着镜子与你的内在小孩对话是很有益处的。如果你小时候有昵称，那就用这个昵称来称呼自己，要记得放一盒纸巾在旁边。我建议你坐在镜子前，因为如果你站着，一旦你感到难受，你可能会选择逃走。

你还可以做一个练习——通过书写的方式进行沟通，这种方法也会让你得到许多信息。用两种不同颜色的笔来写，你习惯用的那只手使用一种颜色的笔，写下一个问题，然后另一只手使用另一种颜色的笔，写下你的内在小孩的回答。这是个非常神奇的练习。当你写下问题时，你心中的成人会认为自己知道答案；但是，当你不习惯用的那只手写下答案时，你所看到的总是与你预期的大不相同。

你们也可以一起画画。小时候，在有人告诉我们画出来的画要整洁，涂色不要涂到线外之前，许多人可能都喜欢画画和涂色。现在，请再画一次。让你不习惯用的那只手将刚刚发生的事情画下来，并注意自己的感受。向你的内在小孩提出一个问题，让他控制你不习惯用的那只手，看看他会画出什么，想告诉你什么。

如果你能与其他人组成一个小团体，你们可以一起实施上述构想。你们都可以让自己的内在小孩画出一幅画，然后你们可以坐在一起，细细讨论这些画的含义，你们可能会有许多深刻的领悟。

和你的内在小孩一起玩耍，做一些他喜欢做的事情。小时候，你真正喜欢做的事情是什么？你最后一次做这件事是什么时候？通常，我们的内在父母会阻止我们开心地玩，因为那不是大人要做的事情。因此，你要花点时间玩耍，让你的内在小孩体会到乐趣。做那些你小时候做过的傻事，比如在树叶堆上蹦蹦跳跳，在皮管喷出的水雾中跑来跑去。观察其他孩子玩耍时的样子，这会让你回想起你曾经玩过的游戏。

**如果你想要增加生活的乐趣，就请你和你的内在小孩建立起联系，重温发自内心的行为与喜悦，我保证你会在生活中获得更多的乐趣。**

小时候，你受欢迎吗？父母为你的出生感到高兴吗？他们对你的性别满意吗？还是说，他们更希望你是另一种性别的小孩？小时候你能感到自己被需要吗？父母为你庆生了吗？无论答案是什么，现在，请欢迎你的内在小孩，举行庆祝仪式，就像对待一个刚来到这个世界上的婴儿那样，告诉他那些美好的事情。

小时候，你希望父母对你说些什么？哪些话是你想听到，但他们从未对你说过的？没关系，从现在开始，请每天都对着镜子说那些你的内在小孩想要听到的话，看看会发生什么。

小时候，如果你的父母酗酒或者虐待你，你可以进行冥想，并想象他们是头脑清醒、举止温和的人。你要知道你的内在小孩想要什么，并将这些被剥夺已久的东西给予他。请开始想象你要和这个小孩共度什么样的生活。当他感到安全、开心时，他就会信任你。请你问问他："我要做些什么，才能让你信任我？"你可能会得到一些意想不到的答案。

如果你的父母真的不爱你，你确实很难和他们产生共鸣。请找出一张让你的父母看起来很有爱心的照片，并将这张照片放在你小时候的照片旁边，想象出一些新的场景。如果有必要，你也可以重编自己的童年。

你童年时期获得的那些认知，仍然影响着你的内在小孩。如果你的父母思想顽固，你对自己也很严格，你的内在小孩就仍会遵循你父母的思想原则。如果你还在为每一次的错误怪罪自己，你的内在小孩早上醒来时就会非常恐惧地想："他今天又会为什么事情冲我吼呢？"

父母对我们所做的一切都出自他们的认知。我们为人父母后，也会用自己的认知影响下一代。如果你仍然拒绝照顾你的内在小孩，你就会陷入怨恨中。这意味着，你需要去原谅。那么，你是不是还没有原谅自己？你需要放下些什么？无论是什么，都请释放吧。

如果我们还不趁现在给予内在的自我赞赏与关注，就不能责怪我们的父母，他们做了当时他们认为正确的事。现在，我们已经知道了怎样照顾内在小孩，我们就应该将这件正确的事付诸行动。

養过宠物的人都知道，当你回到家时，你的宠物就会在门口欢迎你。它不在乎你穿什么，它不在乎你有多老、有多少皱纹，也不在乎你今天赚了多少钱，它只在乎你是否陪伴着它。它无条件地爱你。请对自己也这样做。请为自己的存在感到喜悦，你是唯一能与自己共度一生的人。你要爱自己的内在小孩，否则别人也很难爱你。请无条件地接受自己，向自己敞开心扉。

我发现，冥想可以让我们的内在小孩感到安全。因为我在童年时期遭遇过乱伦，所以我会为自己心中的小女孩创造一些美好的场景。

首先，她有一个美貌的母亲，和电影《绿野仙踪》里的演员碧莉·伯克（Billie Bruke）长得一模一样，她非常喜欢那本书。我确信，当我不和她在一起时，她就会和她的母亲在一起，她总是安全的。另外，她居住在高高的阁楼里，那里有一位守门人和两条大狗，因此，她很清楚，没有人能再伤害她。当我让她有绝对的安全感时，我心中的大人就能够帮助她放下那些痛苦的经历。

最近一段时间，我的生活出现了一些问题，我哭了两个小时。我意识到，是我的内在小孩突然感受到了伤害，她缺少庇护。我需要告诉她，她不是坏人，也没做错事，她只是对一些事情做出了反应。然后，我尽快进行了自我暗示和冥想，让我自己知道，我的心中有一种内在的力量正支持着我、爱着我。随后，我心中的那个小女孩不再感到害怕和孤独了。

我也特别喜欢泰迪熊（玩具）。小时候，泰迪熊往往是我们的第一个朋友。它是我们的知心人，因为我们可以向它诉说所有的困惑和秘密。它从不会背叛我们，它总是在那里陪着我们。现在，请从柜子里拿出你的泰迪熊，让你的内在小孩再次拥有它。

如果医院能在每张床上都放一个泰迪熊该有多好。这样，当我们的内在小孩在午夜感到孤独和恐惧时，他还有一只泰迪熊可以拥抱。

# 每个时期的你都会留在你的心里

友谊是美妙的，婚姻也是美妙的，但现实是，这两者的存在都是暂时性的，只有你和自己的关系才是永恒的。请爱你心中的小家庭——你的内在小孩、内在父母以及你心中的那个少年。

请记住，你的心中还有一个少年时代的自己。请接纳这个少年，请像照顾你的内在小孩一样照顾这个少年。你在少年时代有过多少痛苦和挣扎？将你问过内在小孩的问题再问那个少年一遍。请陪伴那个少年度过那些令人恐惧的时刻和今后的岁月。学着去爱你心中的那个少年，就像爱你的内在小孩一样。

我们只有爱自己的内在小孩，才能爱自己、接纳自己。你心中那个迷茫的小孩多大了？3岁、4岁还是5岁？一般来说，那个孩子会在5岁以下，因为将近5岁的孩子已经开始为了求得生存而舍弃真正的自我。

请牵起你内在小孩的手，让他感受到爱。请为你和你的内在小孩创造美好的生活，并对自己说："我愿意爱我的内在小孩，我愿意。"你会听到回应，会发现能够治愈你自己和你的内在小孩的力量。如果我们想要达到治愈的效果，我们就必须愿意体会自己的感受。请记住，我们有支持自己的内在力量。

无论你的童年时代是怎样的，是好的还是坏的，只有你能掌控自己现在的生活。你可以浪费时间责备父母或你早年的生活环境，但这些只会让你深陷在受害者的模式之中，绝对不会帮助你获得你想要的事物。

爱是最大的橡皮擦，

它能够擦掉那些最深切、最痛苦的记忆，

因为相比于其他东西，爱会给你更加深刻的记忆。

如果你对过去的记忆非常深刻，

而且不断地在心中强调"一切都是他们的错"，

你就会深陷其中。

你是想要痛苦的生活，还是想要快乐的生活？

你的手里掌握着选择的权利，

你的心中有支持你的力量。

看着自己的眼睛，将爱带给你自己和你的内在小孩。

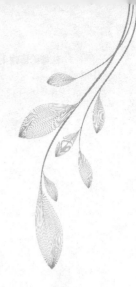

第三章　成长与衰老

如果你希望父母
能够理解你，那就请
理解他们，支持他们。

# 与父母沟通

在我的成长过程中，少年时代的生活最为艰难。我有太多问题，但我不想听那些自以为是的人给我的答案。我想要自己学着做每一件事，因为我不信任成年人给我的信息。

我对父母怀有强烈的敌意，因为我曾受到过虐待。我不明白继父怎么能如此对待我，也不明白我的母亲怎么能对继父的所作所为视而不见，我常常感觉到自己被误解、被欺骗。我确信我的家庭甚至是整个世界都在和我作对。

通过为别人做心理咨询，我了解到许多人对父母的感觉和我曾经有过的那种感觉是一样的，尤其是年轻人。我听到一些少年用"被算计""被评价""被监视""被误解"来描述他们的感觉。

倘若父母在任何情况下都能宽容我们、支持我们，那当然再好不过，但对大部分人来说，这是不可能的。虽然父母和我们一样，只是普通人，但我们经常觉得他们不公平、不讲道理、不理解我们正在经历的一切。

一位年轻人曾说，他和他的父亲闹得很僵。他感觉，他们之间没有任何共同语言。他的父亲和他交流时，肯定会说出一些消极的、贬低他的话。我问这位年轻人，他是否知道他的祖父是如何对待他的父亲的。他说他并不知道，祖父在他出生之前就已经去世了。

我建议他去问问他的父亲，了解一下童年对他的父亲产生了什么样的影响。起初，这位年轻人很犹豫，因为与父亲交谈常会让他感觉不舒服，他怕他的问题会引起父亲的嘲笑。但最后，他还是决定冒险一试，去和父亲谈谈。

当我第二次见到他时，这位年轻人看起来轻松多了。"哎呀，"他大声说道，"我不知道父亲的童年是这样的！"据说，他的祖父坚持让所有的孩子称呼他为"先生"，他们还必须遵守陈规：小孩就要接受看管，不得发表意见，如果有孩子敢反对，就会遭到痛打。难怪他的父亲会变成现在的样子。

小时候，我们都怀有美好的愿望，长大后绝对不用父母对待我们的方式对待自己的孩子。然而，我们从周围的世界中学会了一切，我们开始像自己的父母那样说话和做事。

这位父亲用他童年时期听到的话来打击自己的儿子，他可能不是故意这么做的，但是他就是听着这样的话成长起来的。

后来，这位年轻人懂得理解自己的父亲，他们之间的沟通也变得自在了。虽然达到理想的沟通状态还需要双方付出更多的努力和耐心，但至少他们都在朝着新的方向前进。

✿

**我深信，花点时间了解父母的童年对所有人来说都是很必要的。**如果你的父母仍然健在，你可以问问他们："你的成长过程是什么样的？在你的家庭中，爱是怎么表现出来的？你的父母是怎么惩罚你的？你遭遇过什么样的同辈压力？你的父母喜欢你的约会对象吗？在成长的过程中，你工作过吗？"

对父母的成长模式了解得越多，我们就会越明白他们为什么会以这样的方式对待我们。当我们学会同情父母时，我们就会用更加有爱意的眼光看待他们。你可能会就此打开一扇门，让你们之间的沟通不仅变得更富有爱、更顺畅，还会包含更多的尊重与信任。

如果你很难与父母交谈，你可以在镜子前或在自己的心里进行练习，想象自己正在面对他们，和他们说："我想和你们谈谈。"你可以采用这个方法练几天，它会帮助你决定说什么以及怎么说。

你也可以在冥想中与父母交谈，解决你们之间的问题，原谅他们也原谅自己。告诉他们，你爱他们，然后准备好亲自将这些话告诉他们。

有一位年轻人告诉我，他的心中充满了愤怒，他不信任其他人。他将这种不信任的模式带到和所有人的相处之中。当我们找到问题的根源时，他告诉我，他对他的父亲充满了愤怒，因为他的父亲不是他想要的样子。

再强调一次，在心灵之路上，我们不可能改变其他人。首先，我们要放下父母给我们带来的压抑感；然后，我们需要原谅他们，原谅他们不是我们想要的样子。我们总想让别人和我们一样，和我们有相似的想法，打扮成和我们相似的样子，做我们想让他们做的事情。但是你要知道，我们每个人都是不同的。

如果我们想要做自己，就要让别人也做自己。如果我们强迫父母做他们不想做的事情，我们就阻止了自己爱他们，也阻止了他们爱我们。我们会评判他们，就像他们评判我们一样。如果我们想要与父母交流，我们最先要做的就是放弃自己对他们先入为主的评判。

许多人在长大之后还会继续和父母玩权力斗争的游戏。父母运用各种手段操纵你，你如果想停止这个游戏，就不能再扮演游戏中的角色。现在，你应该让自己成长起来，明白自己想要什么，请让你与父母之间的关系变成成人之间的关系。

你还可以详细地写出，你希望自己和父母的关系是什么样的。将这些写下来的话对自己说一遍，然后，你就可以将这些话说给你的父母听。如果父母仍试图操纵你，那你也不必让他们知道你的感觉了。你有权利拥有你想要的人生，你有权利成为一个成人。我知道这可能并不容易，但首先，你要确定自己到底需要什么，然后告诉父母，不要让他们误解。你需要问问他们："我们怎样做，才能实现这样的目标？"

**请记住，理解能带来原谅，原谅能带来爱。当我们能够爱父母、原谅父母时，我们与每个人的相处都会变成一种享受。**

## 青少年需要自尊

美国青少年的自杀率在不断增长，这让我震惊。似乎越来越多的年轻人正被生命的责任压垮，他们宁愿放弃生命，也不愿意继续生活，不想在自己的生命中添加更多丰富多彩的经历。实际上，这主要与我们成年人强加给他们的应对生活的方式有关。我们是否希望他们和我们的做法一样？我们是否在向他们灌输负能量？

10～15 岁的青少年处于一个非常关键的时期。这一阶段的孩子有紧跟潮流的倾向。为了能被同龄人接纳，他们可能会做任何事情。出于被接纳的需要，他们通常隐藏自己的真实感受，因为他们会担心真实的自己得不到接纳和爱。

比起现在的年轻人所要忍受的压力，我年轻时经历过的同辈压力和社会压力显得微不足道。即便如此，我也曾在身体上和精神上受到虐待，15 岁的我就离开家和学校，独自去闯荡。想一想，今天的孩子要应对药物滥用、身体虐待、同辈压力、家庭问题，还有全球范围内的核战争、环境破坏、犯罪等诸多问题，该有多么焦头烂额。

作为父母，你可以与自己正处于青少年阶段的孩子讨论：带给我们帮助的同辈压力和阻碍我们前进的同辈压力有什么区别。从生到死，同辈压力一直伴随着我们。我们要知道如何去处理这种压力，而不是让它控制我们。

同样，我们需要在一定程度上了解和理解，为什么我们的孩子害羞、淘气、悲伤、学习迟钝、喜欢破坏等。家庭中建立起来的思考模式和感觉模式会给孩子们带来巨大的影响，在日常生活中，他们会基于这样的认知体系做出选择和决定。**如果孩子们的家庭中没有信任和爱，他们就会到处寻求信任、爱与同情。**许多帮派、团伙是让孩子们感觉到安全的地方，他们之间会形成类似于家庭关系的纽带，无论那有多么混乱。

我认为，在年轻人行动之前，只要我们能够让他们问自己"这样做会让我感觉自己更好吗"这样一个重要问题，许多问题就可以避免出现了。我们可以帮助孩子们在各种情形下审视自己的选择。做出选择并承担责任会让他们感受到自己是有权利的，他们有能力做许多事情，这样，他们就不会再觉得自己是规则的受害者。

如果我们能够让他们知道他们不是受害者，只要他们对自己的生活负责，他们就能够改变自己的人生，问题的解决就能取得重大突破。

与孩子们进行顺畅的沟通至关重要，尤其是在他们还是青少年的时候。当他们开始表达自己喜欢什么或不喜欢什么时，如果我们一遍遍地告诉他们："不要这么说。""不要这么做。""不要这样觉得。""不要这样表达。""不要、不要、不要！"那么孩子们就不会再与我们交流，他们甚至会离开家。如果你想要让孩子们在你年老时仍然在你身边，就请你在他们年轻时与他们进行顺畅的沟通。

**请赞美孩子们的独特性。允许他们用自己的方式表达自己，即便你认为那只是一时的潮流，也别让他们认为自己有问题或感到沮丧。**天知道我在一生中追逐过多少潮流，你和你的孩子也是一样的。

# 孩子们会学习我们的行为

孩子们不会按照我们的吩咐做事，却会按照我们的行为做事。我们不能一边说"别吸烟""别喝酒"或"别吸毒"，一边样样都做。**我们要以身作则，如果我们希望孩子们变得更好，就要先给孩子们树立榜样。**当父母开始爱自己时，整个家庭都会呈现出和谐的状态。孩子们会产生一种新的自尊感，会开始重视和尊重自己。

你和你的孩子可以一起做有关增强自尊的练习，列出你们想要实现的目标，请孩子们写一写：3个月、1年或者10年后想要看到什么样的自己？他们想要什么样的生活？什么样的朋友最有益？让他们对自己的每个目标进行简短的描述，并写下他们要如何实现这些目标。你也可以为自己设定一份这样的目标。

你们可以将这样的清单保存在触手可及的地方，以便随时提醒自己。3个月后，你们再一起回顾一次，看看你们的目标是否已经改变。如果孩子们没有实现他们的目标，不要让他们自己打击自己。如果发现曾经设定的目标不合适，可以让他们对这份清单里的内容进行调整，让年轻人有积极的追求才是最重要的。

# 分居和离婚

在一个家庭中，如果父母分居或离婚了，父母双方也都要继续为孩子的心理健康提供支持。父母中的一方总告诉孩子另一方不好，会给孩子造成很大的压力。

作为父母，你要克服恐惧和愤怒，尽可能地爱自己，因为你的情绪会影响孩子们的感受。如果你还在焦虑与痛苦中挣扎，孩子们肯定也会感受到。请向孩子们说明，你的事与他们无关，与他们的内在价值也无关。

**不要让他们觉得身边发生的一切都是他们的错，因为大部分的孩子都会这样想。你要让他们知道，你很爱他们，你会一直在他们身边。**

我建议你每天早上都和你的孩子一起在镜子前做练习，进行积极的自我暗示。这些自我暗示会让你轻松地度过那些艰难的时刻，让你和孩子的心情都好起来。请用爱来释放那些痛苦的经历，让所有人都能感到幸福。

有一个很棒的组织叫作"加利福尼亚州促进自尊及个人和社会责任特别工作委员会（The California State Task Force to Promote

Self-esteem and Personal and Social Responsibility )"， 是 1987 年由美国议员约翰·瓦斯康塞洛斯（John Vasconcellos）创立的，任职的成员包括杰克·坎菲尔德（Jack Canfield）和埃米特·米勒（Emmett Miller）。我很支持他们所做的一切，他们开展调查，推动政府在学校推广有关自尊的项目。其他州也效仿他们，将自尊课程带进了课堂。

我相信，我们的社会即将发生一些重大的变化，因此，理解自我价值尤其重要。特别是，如果教师们能充分认识自我价值，将给予孩子们巨大的帮助。孩子们反映出了我们如今面临的社会压力和经济压力，我们要让学生、父母、教师以及商业组织和社会组织都参与到有关自尊的项目中来。

# 优雅地老去

许多人都害怕衰老，害怕容颜的变化，认为变老是很糟糕的，会让我们失去吸引力。然而，衰老是正常的、自然的生命历程。如果我们不能接受自己的内在小孩，就不能认可曾经的自己和现在的自己，我们又怎么能接受将来的自己呢？

如果不变老，你还有什么其他的选择吗？难道要离开这个世界吗？我们创造了一种文化，我称之为"青年崇拜"。我们爱某一个年龄段的自己，这固然非常好。但是，为什么我们不能在变老时也爱自己呢？我们都会经历生命的每一个阶段。

每当想到变老时，许多女人就会产生担心和焦虑。男同性恋社群也一样，他们要处理许多有关青春、容貌、失去美丽等方面的问题。变老可能意味着长皱纹、长白头发、皮肤松弛。至于我，没错，我想变老。这是生命的一部分，我们来到这个世界上就是为了经历生命的各个阶段。

我能理解，我们因为不想生病而不想变老的心情，但是，请把这两者分开，变老和生病是两回事，请不要认为自己在死亡之前必须经历疾病，我并不相信我们必须病死。

相反，当应该离开这个世界的时候来临时，我们就已经完成了来到这个世界上的使命，我们可以小憩片刻或者在夜晚时躺在床上，然后安然离去。我们不必因病而死，不必挂上满身的医疗器械，也不必为了离开这个世界而躺在养老院里受苦。教我们如何健康生活的资料多如牛毛，所以别泄气，现在就开始行动。**当我们变老时，我们依然可以体会到生活的美妙，可以继续经历新的冒险。**

我之前读过一篇很吸引人的文章，讲的是旧金山的一所医学院发现，我们的衰老过程并非是由基因决定的，而是取决于"年龄设定点"——一个存在于我们心中的生物钟。它监控着我们何时开始变老及如何变老。控制该设定点（或说生物钟）的一个重要因素就是我们对变老的态度。

例如，如果你相信 35 岁是中年，到你 35 岁时，这一信念就会触动你身体里的生物变化，加速身体变老的进程，这太神奇了！我们会在某个时候，以某种方式决定，什么时候是我们的中年，什么时候是我们的老年。你将你的"年龄设定点"设在了什么时候？我是这么想象的：我会活到 96 岁，我会一直充满活力，所以，保持健康对我来说就很重要了。

请记住，我们做了什么样的事情，就会得到什么样的回报。**请注意你是怎样对待老年人的，因为等你年老时，别人就会用同样的方式对待你。**你的潜意识也会将你对老年人的看法反映到你自己的身上。我们的想法、观念、对生命和自己的信念都会体现在我们自己身上。

请相信，你内心中那个更高的自我知道，你所经历的都是你必须要经历的，你会在你的经历中有所收获。所以，既然你来到这个世界上并和你的父母成为一家人，是为了让自己的心灵得到成长，那么，就请你和他们继续相处下去。无论他们（曾经）说什么或做

　　什么，你都要明白，这样的经历是为了让你学会爱自己。

　　若你为人父母，请允许孩子们爱自己，给他们足够的空间，让他们感到安全，这样，他们才会用积极的、健康的方式表达自我。

　　请记住，所有人来到这个世界上都有非常重要的东西要学习。

爱父母的人更容易教会孩子们自爱。

当我们对自己有良好的感觉时，

我们就能够通过榜样的力量来教导孩子们认识自我价值。

我们越爱自己，

孩子们就越能意识到，爱自己是正确的。

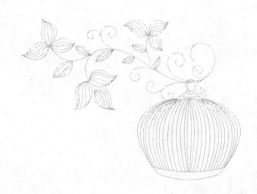

# 第四部分

# 发挥你的内在智慧

如果人们没有采取行动、积极改变，

那么所有能够实现治愈的理论就都是空谈。

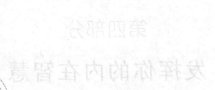

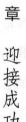

# 第一章 迎接成功

当我们感到恐惧时，就会想要掌控一切。这会阻止美好的事物靠近我们。请信赖生命，我们所需的一切已在眼前。

我们的内在力量愿意马上实现我们最精彩的梦想，给予我们令人欣喜的富足。问题在于，我们有没有敞开自己去接受这一切。如果我们想要什么，我们心中更高的力量不会说"让我再考虑考虑"，而是会快速地给出回应，将我们想要的东西给予我们，但前提是，我们得准备好接受它们，否则，你的那些理想就会重新回到未满足的心愿清单中。

许多来听我演讲的人，坐下后总是将双手抱在胸前。我就会想："他们摆出这样的姿势，是打算接受什么呢？"张开双臂是一个极好的象征性的姿势，它会让我们内心的力量注意到我们敞开了自己，并且会给我们一些回应。许多人害怕这样做，他们会觉得一旦敞开自己，就可能会招来一些可怕的事。因为有这种会招引厄运的想法，许多事情就可能真的会变成他们想的那样，除非他们能改变这种信念。

当我们提到"成功"这个词时，许多人就会立即想到钱。然而，成功还涵盖许多概念，比如时间、爱、成就、舒适、美丽、知识、关系、健康，当然也包括钱财。

如果你总是匆匆忙忙，没有足够的时间做你想要做的事，那你就是缺乏时间；如果你觉得成功遥不可及，那你就没办法取得成就；如果你感到生活中大多是沉重的负担和压力，那你就会始终觉得不舒服；如果你认为自己所知甚少、过于迟钝、难辨事理，你就永远无法感受到自己与宇宙中的智慧相连；如果你觉得自己缺乏爱，人际关系糟糕，那么就很难有爱进入到你的生命中。

你怎么看待"美丽"？我们的身边到处都有美丽的事物，你是否体验到了这个世界是美丽的？还是说，你看什么都觉得丑陋、无用和肮脏？你健康吗？你总是生病吗？你容易感冒吗？你经常能感觉到身体的疼痛吗？最后，还有关于钱的问题。许多人总说缺钱，那怎么才能让自己有钱？或者，可能你苦恼于自己的收入是固定的，那是谁限制了它呢？

人们总是在想："噢，我想得到这个，我想得到那个。"然而，**富足和成功的关键在于允许自己接受。**从某种程度上来讲，你没有得到自己想要的东西，是因为你不让自己接受。如果我们对生活吝啬，那生活也会对我们吝啬。如果我们在生活中偷走了一些东西，生活也会从我们身上偷走一些东西。


## 对自己诚实


"诚实"是我们经常用到的一个词，我们却不理解它真正的意义。诚实与道德无关，也并非指要做个"大好人"。即使你被警察逮捕甚至被关进监狱，也跟是否"诚实"没有关系。"诚实"是一种爱自己的行为。

诚实的主要价值在于，我们做了什么样的事情，就会得到什么样的回报。如果我们鄙视别人或者评判别人，那么我们也会被别人鄙视、被别人评判。如果我们总是发怒，那么无论我们走到哪里，都会遇到对我们发怒的人。我们对自己的爱，与生命给予我们的爱是一致的。

想象一下，你的公寓刚刚被盗了，你是不是会马上认为自己是个受害者？你会想："我的公寓被盗了，谁对我做了这种事？"发生了这样的事，你肯定会感觉很糟糕，然而，你是否会停下来想一想，你为什么会招引来这样的事情？

我们很难接受这样的观念：是我们创造了自己的经历，我们要对此负责；相比之下，我们却很容易责备身边的事物。然而，只有我们意识到外在的事物对我们的影响很小，一切都来自我们的内在，我们的心灵才能获得成长。

当我听说谁遭遇盗窃、抢劫或者损失了什么时，我首先会问："你最近偷了谁的东西？"如果他的脸上出现奇怪的神色，我就知道自己说中要害了。当我们回想起自己曾经拿走了不属于自己的东西时，请再回想一下在短时间之后丢失的东西，这两者之间的联系会让我们瞠目结舌。

当我们拿了不属于自己的东西时，就会损失一些更有价值的东西。我们拿了一些钱或东西，就可能会失掉一段关系。如果我们窃取一段关系，就可能会失掉一份工作。如果我们从办公室拿走邮票或钢笔，我们可能就会错过一趟火车或一次约会。这些损失总是出现在我们生活中的某些重要领域，给我们带来伤害。

不幸的是，许多人从大公司、百货商店、餐厅或酒店等地方偷东西，并理直气壮地认为这些营业机构承担得起损失。这种借口是没有用的，我们做的事都会作用在我们自己身上。如果我们索取，就会损失；如果我们给予，就会得到，这是不会改变的。

如果你在生活中遭受了一些损失，或者发现了一些不对劲的事情，你就要想一想，自己得到某些事物的方式是否恰当。一些人做梦也不会想去偷东西，却可能自以为是地占用了别人的时间或伤害了别人的自尊。每当我们让别人感到内疚时，我们就是偷取了别人的自我价值。如果你想要在所有方面都做到真正的"诚实"，就需要进行自我反省和自我检讨。

当我们获取了不属于自己的东西时，就是在告诉世界：我们觉得自己缺少很多东西，但没有赚取它们的能力；我们不够好；我们也想让自己的东西被偷走；我们要靠暗偷明抢才能获取美好的东西。这些认知会变成一堵坚固的墙，阻碍我们体验到生活中的富足与快乐。

这些负面的认知并不是真相。我们是伟大的，理应得到最好的东西。这个世界是如此的富足，它拥有一切，美好的事物会被正确的认知吸引，来到我们的身边。我们要在我们的意识之中不断优化自己的言语、思想和行动。当我们能充分理解我们的思想会创造现实时，我们便可以在当下的现实中看出自己要怎样做才能改变生活。哪怕对待最小的细节也要诚实，这是我们爱自己的表现。诚实让我们的生活变得更加顺利、更加轻松。

如果你去商店买东西，商家漏算了某种物品的钱，被你知道了，那么你就有责任告诉他们。如果你不知道，或者你回到家以后才知道，又或者你回到家的两天以后才知道，那就是另外一回事了。

如果不诚实能创造混乱，请想象一下爱与诚实能创造什么？它们可以创造美好和奇迹，事实上这些都是我们曾创造过的。当我们用诚实与无条件的爱对待自己时，就会发现我们的心中蕴藏着巨大的力量。我们用自己的意识学着创造的东西，其价值远超我们所能偷取的钱财。

## 家是庇护所

每一样东西都反映出你认为自己配得到什么。看看你的家，那是你喜欢居住的地方吗？它是舒适的、充满欢乐的，还是狭小的、肮脏的、乱糟糟的？你的车也是一样——你喜欢你的车吗？它是否反映出了你对自己的爱？

你是否觉得，着装是一件让人心烦意乱，但又要被迫去应对的事情？你的穿着反映出你对自己的看法。我们对自己的看法是可以改变的。

如果你想找个新的住所，就要先敞开自己，这样你才能找到适合自己的房子。要进行积极的自我暗示，告诉自己，它正在等着你。当我在洛杉矶寻找新住所时，我绝不会认为自己只能找到糟糕的住所。我总在想，这里是洛杉矶，这里有很多漂亮的公寓，那么它们在哪儿呢？

我花 6 个月时间找到了我想要的房子，它真是棒极了。在我寻找期间，那栋公寓楼正在建设中，它一直在等着我找到它。如果你在寻找什么东西，而没有找到，那一定是有什么原因的。

如果你不喜欢现在的住所，想要搬家，也请你感谢现在的住所，因为它能为你遮风挡雨。如果你很难喜欢它，也请你从这所房子中找出一个让你喜欢的部分——可能是你卧室的一个角落。请不要说："我恨这个老地方。"因为这样，你不会找到自己喜欢的东西。

爱你现在的住所，这样你才能敞开心胸，接受一个美好的新家。如果你的家里乱糟糟的，请将它整理干净。你的家反映了你是个什么样的人。

## 感情关系

我很崇敬康涅狄格州的肿瘤专家伯尼·西格尔（Bernie Siegel），他写过一本书《爱·治疗·奇迹》（*Love, Medicine & Miracles*）。他从癌症患者身上学到了许多东西，我想和你分享他所说的"无条件的爱"：

许多人，尤其是癌症患者在成长的过程中，会认为自己一定有什么可怕的缺点。他们要隐藏这个缺点，才有机会获得爱。如果真实的他们为人所知，他们就会感到自己不会被爱，也不值得被爱，将注定孤独。这些人设定了自我防御机制，不向任何人分享内心深处的情感。这些人的内心极度空虚，他们会从各种各样的关系和交往中找到一些东西来填补这种空虚。他们只会给予别人有条件的爱，条件就是他们能有所获得，而这样的想法会导致更深层次的空虚感，从而形成无休止的恶性循环。

我在进行演讲时，总会给听众提问的机会。人们常常会问到一个问题："怎样才能建立健康、持久的人际关系？"

所有的人际关系都很重要，因为它们会反映出你对自己的感觉。如果你总是打击自己，不管发生什么问题都认为是自己的错，或者总认为自己是受害者，你就会吸引一些强化这种观念的人际关系。

一位女士告诉我，她正在与一位很会照顾人、很有爱心的男士相处，但她觉得自己还需要考验他的爱。于是我问她："为什么你想要考验他的爱？"她说，因为她不够爱自己，所以她觉得自己配不上他的爱。我建议她每天做 3 次敞开双臂并对自己进行自我暗示的练习，她需要对自己说："我想要让爱进来，让爱进来是安全的。"然后我让她面对镜子，看着自己的眼睛说："我值得被爱。即便不值得，我也想要拥有爱。"

你总是拒绝美好的事物，因为你不相信自己能够拥有它们。例如，你想要结婚或拥有一段持久的关系，你的约会对象身上有 4 种你喜欢的品质，你知道自己找对人了，但你还是希望他能有更多的好品质，这就取决于你认为自己值得多少爱。你可能得与许多人交往后，才能找到你真正需要的人。

同样，如果你相信更高的力量已经为你安排好了真正可爱的人，或者每个你遇见的或认识的人都是为了给你的生命增添美好，那么你想要的感情关系迟早会到来。

# 相互依存的关系

对很多人来说，爱人之间的关系似乎总是最重要的关系。或许你总是在寻觅爱情，但寻觅爱情不会给你带来合适的伴侣，因为你想要得到爱情的理由并不清晰。我们认为："噢，只要有人爱我，我的生活就会彻底变好。"但事实并非如此。

我建议你进行一项练习。请你写下你希望自己的亲密关系有哪些积极的特点，比如富有乐趣、坦诚、易于沟通等。看看你列出的清单，这些标准有可能实现吗？你自己是否能够达到这些标准？

"需要爱"与"缺乏爱"之间有很大差别。"缺乏爱"意味着你得不到一个最重要之人的爱与认可——这个人就是你自己。于是，你与他人陷入了相互依赖却毫无用处的关系之中。

当我们需要其他人来满足我们、照顾我们时，我们会陷入这种相互依赖的关系之中。许多来自破裂家庭的人，都会寻求这种相互依赖的关系。我也一样，有很多年，我都认为自己不够好，我到处寻求爱与接纳。

如果你总是告诉对方要做什么，那你就是在试图操控你们之间的关系。反过来，如果你能努力改变自己内心的模式，许多事情就会在没有受到操控的情况下，自然而然地发生。

请花点时间，站在镜子前反思一下，那些产生于童年时期的消极思想是怎样影响你的人际关系的？你能否发觉自己的头脑中仍会产生同样的思想？想想那些产生于童年时期的积极思想，它们也会像消极思想那样掌控你的生活吗？

请告诉自己，那些消极的思想不再适合你了，并用新的、积极的自我暗示来代替那些消极思想。你可以将这些新的思想写在纸上，放在你每天都能看见的地方。请对自己耐心些，在新思想扎根之前，我们会滑入旧有的思维模式中许多次。但还是请坚持这些新思想，就像你过去会抓住那些旧的思想不放一样。

**请记住，当你能够满足自己的需要时，你就不会再依赖其他人了。**这一切都要从爱自己开始。当你学会爱自己时，你就会感觉到自己很安全。你会变得很冷静，你的家庭关系和工作关系都会变得很好。你会发现，自己面对不同的情境和不同的人时，会做出与以往不同的反应。那些你曾经认为绝对重要的事物，将会变得不再那么重要。新的人会进入你的生活，也可能会有过去的人离开。一开始，这可能会让人害怕，但这确实是美妙的、令人耳目一新的、让人兴奋的过程。

一旦你想与人交往，你就必须走出去和人相处。参加团体或者去夜校学习都是认识人的好办法，它们会帮助你结识与你有相似或相同兴趣的人。你将会惊奇地发现，自己能在很短的时间内结识新的朋友。世界各地都有各种各样的团体和学习班，你需要去寻找它们，结识人生经历相似的人会对你有所帮助。我建议你做这样的自我暗示："我敞开心扉，迎接各种美好的事物进入我的生命中。"这比"我在寻找一个新的爱人"要好。保持开放和接纳的状态，宇宙的力量将会给你最美好的回应。

你会发现，如果你更加自爱了，你的自尊也会增加。你会发现，当你知道某些改变适合自己时，做出这些改变就会更容易。**爱从来不在你的身心之外——爱一直在你心里。你越充满爱，就会越可爱。**

## 对金钱的看法

对金钱问题的恐惧常常来源于我们的童年。在我的研习班中有一位女士，她说，她富有的父亲一直担心会破产，他将这种害怕失去金钱的恐惧传递给了她。在成长的过程中，她经常担心自己会得不到照顾。她的父亲让全家人都产生负罪感，也限制了她支配金钱的自由。她拥有很多钱，她要摆脱的是她无法照顾自己的恐惧。即便没有钱，她仍然可以照顾自己。

许多父母都是在压力中成长起来的，他们的某些思想曾影响着年幼的我们。比如，"我们可能会忍饥挨饿""我们可能永远找不到工作"，或者"我们可能失去房子、汽车"，等等。

很少有孩子会说："这真是一派胡言。"孩子们会接受这些想法，并说："是的，是这样。"

列出父母关于金钱的看法。问问自己，你是否仍然相信它们。你应当突破父母的局限与恐惧，因为你的生活跟当年不同。不要再向自己反复地灌输这些信念，请在你的脑海里改变这些画面。当机会到来时，不要总是思考过去，而要建立一些新的信念。**你可以从现在开始进行自我暗示：拥有金钱和财富是合理的，我会明智地使用金钱。**

在某些时候，我们会比别人更有钱，这是很正常的事。如果我们能够信任心中的力量，相信不论发生什么，它都会照料我们，我们就能轻松地度过贫困的时光，因为我们知道自己会变得富有。

金钱并不是解决所有问题的灵丹妙药。虽然很多人认为，如果我们很有钱，那么一切都会好，我们就不再会遇到任何困难，但事实并不是这样。许多人拥有超过自己所需的金钱，却依然得不到快乐。

# 感恩自己所拥有的一切

我认识的一位男士告诉我，他感到很内疚，因为在他失意时，他的朋友们给予他善意和馈赠，他却拿不出什么来回报他们。我告诉他，许多时候，无论我们有什么样的需求，这个世界都会将我们所需要的东西赐予我们，即便我们无法回报它。

**不管这个世界以什么样的方式回应你的需要，请感恩这一切。总有一天也会有人需要你的帮助。可能不是用金钱，而是用时间和同情。我们可能没有意识到，许多东西可能比金钱更有价值。**

我记得早年时，许多人给予了我很多帮助，而那时候，我完全无法回报他们。多年后，我才得到了帮助别人的机会。我们习以为常地认为，我们应当相互帮衬，我们必须礼尚往来。如果谁请我们吃午餐，我们就应该马上请他吃午餐；如果有谁送给我们礼物，我们就应该立刻回赠他们一份礼物。

请学会用感恩的心接受，因为这个世界中有一种力量，认为我们应当坦然接受馈赠，而不是只想着相互帮衬。很多人的问题在于他们能够给予，却难以学会接受。

如果有人送给你礼物，请微笑，并说"谢谢"。如果你跟这个人说"噢，这份礼物的尺寸不对，或者颜色不好"，我保证这个人再也不会送给你礼物了。请礼貌地接受礼物。如果这份礼物确实不适合你，你可以把它转送给需要的人。

我们应当感恩自己所拥有的一切，这样我们才能吸引更多美好的事物。如果我们只关注自己所缺乏的，那我们就会越来越缺少自己需要的东西。如果我们身陷债务，也请要原谅自己，不要责备自己。我们需要进行自我暗示，专心还清债务，并想象债务很快就能还清。

对于那些处于经济困境中的人，最好的办法就是教会他们如何有意识地创造财富，因为这才是长久之计，比给予他们金钱更长久。我并不是说不能给他们钱，而是说不要因为心怀负罪感而给他们钱。人们似乎会说："好吧，我得帮助别人。"你也是人，你也值得拥有财富。你拥有的最有价值的银行账户就是你的意识，你存入有价值的思想，就会收获巨大的红利。

# 奉献 10% 的收入

吸引财富的方法之一是奉献你 10% 的收入，这是一条由来已久的法则，我喜欢将它当作对生命的回报。当我们这么做了，我们就会更富裕。教会总是想要你为他们做奉献，这是教会收入的主要来源之一。近年来，这种奉献 10% 收入的原则拓展到了让我们获得精神食粮的领域。在你寻求高品质的生活时，是谁或者是什么滋养了你，你就可以把钱奉献到那里。你如果不想把钱奉献给教会或者某个人，也可以奉献给许多非营利性组织，这些组织可以用你的奉献帮助其他人。你也可以做些调查，找出你最想把收入奉献在什么地方。

人们常常说："等我更有钱的时候再去奉献吧。"其实，到那时，有些人也不会奉献。所以，如果你想奉献，就请从现在开始，然后你就可以耐心地等待福报来临。如果你只为了获取而奉献，那你就理解错了奉献的本意。**奉献应该是心甘情愿地给予，否则，就失去了意义。**我能感受到生命厚待我，所以我也愿意用各种方式回报生命。

世间有无比丰富的一切等待着你。如果你能领悟到世间的金钱多到你花不完、世间的人多到你无法一一相遇、世间的快乐多到超乎你的想象，你就会得到你需要和向往的一切。

如果你正在追求最美好的事物，就请信任蕴藏在你心中的力量。请对自己和他人诚实，不要欺骗，哪怕只是一点点，因为欺骗只会报应在你身上。

无处不在的智慧总是对你说"是",

无论生命中出现了什么,

请不要推开它,

请对它说"是"。

请敞开自己,接受美好,

在你的世界中说"是"。

你能遇到的机会以及你将得到的财富将以成百倍的速度增长。

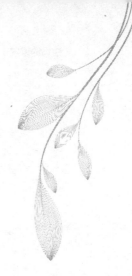

第二章　表达你的创意

我们打开内心的视野，便可拓宽自己的眼界。

# 工作会体现出我们的创造力

当有人问起我的人生目的时，我总会说，我的工作就是我的目的。令人悲哀的是，很多人都讨厌自己的工作，更糟的是，他们不知道自己想要做什么。**找到你的人生目的，找到你喜欢的工作，就是爱自己。**

你的工作会体现出你的创造力。你需要超越觉得自己不够好、知道得不够多的感觉，让创造的力量注入你的身体，让自己产生满足感。这与你做什么无关，只要你的工作能让你感到满足，它就能够让你的生命更加完整。

如果你讨厌自己工作的场所或者讨厌自己从事的工作，你就会一直有这样的感受，除非你改变自己心中的想法。如果你带着以前的工作理念去找新工作，一段时间后，你只会用同样的态度讨厌新工作。

很多人都以消极的方式获取自己想要的东西，这就是人们讨厌自己的工作的原因。有一位女士，她很难用积极的方式表达她想要的东西，她总是说，"我不想做这样的工作""我不想让这种事情发生"或者"我不想感受到负能量"。你发现了吗？她没有说自己想要什么。我们必须清楚知道自己想要什么。

有时，说出自己想要什么很麻烦，说出不想要什么却很容易。请想一想，你想要什么样的工作。你是不是在想："我希望，我的工作让我很有成就感；我能帮助别人；我能意识到他们的需要；我和喜欢我的人一起工作；我总是很有安全感。""我希望，我的工作让我能自由发挥创造力；我做我喜欢的事情并且可以赚到许多钱。""我希望，在工作时，我总是很开心；我的职业生涯充满欢笑和满足。"

请用现在时将你需要的东西表达出来，你表达出什么，往往就会得到什么！如果你不表达出来，那就表明，你的心中有一些思想在拒绝你接受美好的事物。请将你对工作的认知列出来，你可能会对自己心中的消极想法感到惊讶。只有改变这些想法，你才会获得成功。

如果你正在做自己讨厌的工作，你就失去了表达自己的能力。思考一下，你想要的工作具有什么样的特质？如果你有一份理想的工作，这份工作应该是什么样的？你务必清楚自己想要什么，这样，你心中的力量才会帮你找到合适的工作。如果你现在不知道，你应当有意识地去了解。请向你心中的智慧敞开大门。

我很早就通过心灵科学了解到，我的工作展现了我的生命。每当我碰到一个问题时，我就知道这是一个成长的机会，创造我的力量已经给予我解决问题的能力。一开始我会感到惶恐，但不久后，我便能平静下来，求助于自己的内心。我感谢这样的机会能让我体会到，在我的身体里存在着神圣的力量。

在我的研习班中有这样一位女士，她想要成为一名演员，而她的父母却一直说服她去上法学院，周围的人也都想让她学法律，还给她施加了很大压力。然而，她只去了一个月就不再去了。她决定去参加一个表演培训班，因为这才是她一直想做的事。

不久后，她开始担心自己的人生会一事无成，她变得痛苦、抑郁。她始终放不下心中的疑惑，她怀疑自己犯了大错，并且担心自己永远无法回头，也无力改变。

我问她："是谁让你产生了这样的感觉？"她说这些都是父亲几次三番地说过的话。

很多人都与这位女士有相似的经历。她想演戏，她的父母却想让她成为一名律师。她很迷茫，不知道该做什么。她应当明白，这是她的父亲对她说"我爱你"的一种方式。他觉得，如果他的女儿成为一名律师，就会前途无忧，这就是他想要的。然而，这不是他的女儿想要的。

她要做真正适合自己的事，即便这件事不能满足父亲对她的期望。我告诉她，坐在镜子前，看着自己的眼睛说："我爱你，我支持你去追求你想要的东西，我将尽我所能地支持你。"

　　我告诉她，要花时间聆听自己的内心。她需要与自己的内在智慧保持联系，并意识到自己不必取悦别人。爱父亲并不妨碍她满足自己的需要。她有权利认识到自身的价值，并且她也有这样的能力。她可以告诉她的父亲："我爱你，但我不想成为一名律师——我想成为一名演员。"即便那些关心我们的人有其他的想法，我们也要做真正适合自己的事。虽然这样做确实是一种挑战，但是我们活在世上不是为了满足他人的期望。

　　当我们深信自己不配拥有时，就很难做成自己想做的事。如果别人对你说你不能拥有，随后你也这样否认自己，那么你的内在小孩就会认为自己不值得拥有任何美好的东西。这又回到爱自己的问题上了，要学习并练习每天多爱自己一点。

　　我再说一遍，请先写下你对工作、失败和成功的认知。看清自己心中的消极想法，并意识到正是这些想法阻碍了你向前迈进。你可能发现你心中的许多想法都认为你只配失败，请把这些消极的想法都变成积极的想法。请先在脑海里描绘出你想要的工作是什么样子的。

# 你有多种途径获得收入

有多少人认为，我们需要非常辛勤地工作才能有好生活。尤其是在美国，这里的职业道德观中隐含着这样的思想：一个人必须得辛勤工作才能成为一个好人。此外，人们还认为，工作就是服苦役。

我发现，如果你从事自己喜欢的工作，你通常能为自己带来不错的收入。如果你总是告诉自己"我讨厌这份工作"，你就会一无所获。所以，**无论你在做什么，请带着爱和积极的态度去做**。如果你身处令人不快的情境中，请看看自己能从中学到什么。

一位年轻女士告诉我，她的认知系统可以让她从各种意想不到的渠道中获得钱财。她的朋友却批评她这种获取财富的独特能力，并坚持认为，她应当通过努力工作的方式赚钱。她说，他们知道她没有努力工作，于是她开始陷入恐惧之中，开始担心，如果她没有努力工作，她就不配得到这些钱。

她的意识原本在正确的轨道上。她应当感谢自己，而不是变得恐惧。她懂得如何变得富足，她的生命在这样的领域中如鱼得水，她可以轻易地获得成功。然而，她的朋友们却想阻止她，因为他们全都努力工作，却没有像她一样获得那么多的财富。

我会向其他人伸出援手，如果他们接受帮助，学习新的东西，去新的地方，那当然非常好。但是，如果他们试图拖我下水，我就会对他们说再见。我会帮助那些真正想要走出泥潭的人。

如果你的生命中充满爱与喜悦，就不要听那些悲惨、孤独的人告诉你应该怎样经营生活。如果你的生活富裕，就不要听那些贫穷和身陷债务的人告诉你应该如何赚钱。一般来说，父母会告诉我们如何做事。可是他们可能负担沉重、处境艰难，却还在试图告诉我们怎样经营生活。

許多人担心经济，认为自己赚钱还是亏钱取决于当前的经济形势。然而，经济总是时好时坏。所以，无论外部的经济环境发生了什么变化，或者有人对经济做了什么改变，这些都不重要。不管外面的世界正在发生什么，只有我们自己的信念才最重要。

如果你担心自己会无家可归，请问问自己："我内心的哪一部分感到了惶恐不安？我为什么觉得自己会被抛弃？我要做什么，才能让内心恢复平静？"所有生活经历都会反映出你心中的信念。

我经常对自己进行这样的自我暗示："我的收入在不断增加""我会超过父母的收入水平"。你有权利挣得比父母多，这也是必要的，因为现在的物价比以前高了。特别是女性，她们会在这个方面经历许多挣扎，通常情况下，她们会发现自己很难比父

辈挣得多。她们需要摆脱那种不配得到的感觉，接受财富，这是
她们的权利。

你的工作只是你的收入来源之一。**钱不是你工作的目的，你可
以通过许多方式获得金钱。无论它是怎么来的，请愉快地接受它，就
当是宇宙赐予你的礼物。**

一位年轻女士抱怨说，她的公婆给她的新生宝宝买了各种各样
的好东西，她自己却买不起这些。我提醒她，是宇宙想让这个孩子
得到所有美好的东西，公婆给予只是一种途径。这样，她开始感激
和欣赏宇宙为她的孩子提供的一切。

# 工作中的关系

我们在工作中与其他人建立起来的关系就跟我们与家人的关系
一样，有可能是健康的，也可能会出现问题。

一位女士曾经问我："作为积极的人，我怎么与那些工作时总
是很消极的人打交道？"

首先，我认为这很有意思，她认为她所处的工作环境中每个人
都是消极的，只有她自己是积极的。我很好奇，她为什么会吸引消
极的人，她可能没有意识到，她的内心有消极的东西。

我建议她相信，她一直在一个和谐、快乐的地方工作，那儿的人互相欣赏、互相尊重，而不会互相抱怨。她需要给自己积极的心理暗示：我在一个理想的地方工作。

通过采取这种方法，她一方面能帮助别人展现出他们最好的品质，因为他们会因为她内心想法的改变，做出与以往不同的反应，另一方面这也能帮助她找到另一个工作平台，那里的一切都会如她所愿。

<br>

一位男士曾经告诉我，他刚开始工作时，会有各种不可思议的直觉。他的工作妙不可言、非常顺利。他做事精准、直接，会令自己很满意。突然之间，他开始每天都犯错误。我问他在害怕什么？有没有可能是某一种童年时期的恐惧浮现出来了？有没有某个人在工作中惹怒了他？或者，他在试图报复某人吗？这个人是否让他回想起了他的父母？他在做其他工作时发生过这样的情况吗？在我看来，这是旧有的认知系统在他的工作中制造了混乱。他意识到他受到了家庭的影响。在家中，他只要做错事，就会遭到嘲讽。我建议他原谅自己的家庭并做一些自我暗示——告诉自己，现在他拥有美好、和谐的工作关系，人们完全尊重他，赞赏他所做的一切。

当你想到你的同事时，不要想"他们太消极了"。你要关注他们的那些好品质，尊重他们心中的平和。当你能够想到他们的好品质时，这些品质就会显现出来。如果有人一直在说消极的事情，请别放在心上。**你要改变自己的思想。因为消极的人反映了你心中消极的思想，一旦你的思想改变了，消极的人就不会经常出现在你身边。**即使你感到沮丧，也请开始进行自我暗示，告诉自己在工作中想要什么，然后带着愉快和感恩接受它。

一位女士曾有机会从事她自己喜欢的工作，并从中获得成长。但是，她总是生病并消极怠工。她回想起来，小时候她总是生病，因为这是她获得爱和情感的方式，所以她长大后，依然在不停地制造生病的模式。

她需要学习怎样用更积极的方式获得爱和情感。如果工作出了什么问题，她又会变成那个 5 岁的小女孩。因此当她学会照料自己的内在小孩，她也将会产生安全感并接受自己的力量。

较劲和攀比是阻碍创造力的两个主要因素。你的独特性让你区别于其他人，没有人能和你一模一样，有什么可较劲和攀比的呢？攀比只会产生两种结果，要么让你觉得高人一等，要么让你觉得低人一等，这些都会体现出你以自我为中心的局限性思维。如果你想通过攀比让自己感觉好一点儿，那么你就是在说别人不够好。如果你贬低别人，你就要抬高自己，但这样其实是把自己放在一个被别人评判的位置上。我们都会在某种程度上这样做，如果我们能超越这种局限性思维就好了。要想获得启发，就要深入内心，让光照耀在你的身上，这样你心中的黑暗就会被驱散。

再说一次，一切都在变化，曾经对你来说完美的东西，现在可能不再那么好了。为了保持变化和成长，你需要不断地深入内心，去倾听此时此刻什么是最适合你的。

## 改变经营方式

几年前，我拥有了自己的出版社——海氏出版社。我每天收发邮件、回复电话、处理眼前的事务，总有很多事情要做。随着时间一天天地过去，公司的业务不断扩大，员工的人数从几个发展到20多个。

我们有自己的企业精神，我们在积极的自我暗示中开始和结束每一次会议。我们意识到，许多有竞争关系的企业总是相互诋毁，但我们不想把精力放在别人身上，因为我们知道，那只会让我们受到加倍的报复。

我们认定，如果采用这种经营哲学，我们就不会再受旧的公司经营理念的影响。如果出现问题，我们就花时间去确认我们需要改变什么。

我们还有一个隔音的"尖叫室"。在那里，员工们可以释放自我，他们的声音不会被其他人听到。员工们还可以在那里冥想、休息、听我们准备好的录音。在遇到困难时，那里就是安全的避风港。

有时候，我们将发生的事视为"灾难"，一些在工作上发生的事更是被我们如此看待。但我们必须看到它们的本质——简单的生活经历总能教会我们一些道理。**对我来说，所有的"灾难"到最后都成了我的学习经历，它们让我的生活变得更好。**

例如，最近我的出版社业绩不太好。就像现在的经济状况一样，我们的销售状况时好时坏。有段时间，我们的书的销售量似乎一直在下降，并且没有好转的迹象。但是，我们没有对此做出调整。几个月下来，我们的支出超过了收入。每个做过生意的人都知道，这样下去不是办法。如果我不采取一些"果断措施"，公司似乎就要倒闭了。

这些"果断措施"包括遣散一半以上的员工，这对我来说太难了。我记得自己走进会议室时，所有员工都在那里等待着，我泪流满面，但是我知道我必须要宣布这个消息。这对于我们所有人来说都很难，但我相信，这些可爱的员工不久后就会找到更好的新工作。可喜的是，他们中的大部分确实很快就找到了工作！有些人甚至开始自己创业，并且做得非常成功。在最黑暗的时刻，我不断地了解并肯定，这次经历将给所有相关的人带来最大的好处。

当然，许多人都设想了最糟糕的情况。谣言满天飞，大家都在传海氏出版社要倒闭了。我们的销售人员很惊讶，有这么多的生意人"熟悉"我们的公司，甚至还知道我们的财务状况。但最后，这些传言都没有成为现实，我们很开心。剩下的员工都和我一起勒紧裤腰带，我们的企业最终没有破产，我们每个人都下定决心要做出成就。最终，我们共渡难关，更重要的是，我们从这次经历中学到了许多。

后来，海氏出版社比以前经营得更好。我的员工很享受他们的工作，我也很高兴能有这样的员工。有意思的是，虽然我们工作得更辛苦了，却没有一个人觉得工作过于繁重。我们甚至出版了更多的书，我们在各个领域都吸引了更多的财富。

我相信所有事情到最后都会变成好事。但当你身在其中时，却未必能看到这一点。请想一想你经历过的某件不好的事情，可能是你被解雇了，或者你的伴侣离开你了。现在请超越这件事情的本身，从更大的格局来看待它，它是不是给你带来了许多好事？我常听到有人说："对，我曾经有悲惨的经历，但是如果没有发生这些，我就不可能碰到某个人、开创我的事业、承认我有这样的成瘾性习惯、学会爱自己。"

请相信神圣的智慧，它让我们用最适合自己的方式生活。我们有能力享受生命带给我们的一切，包括好事和所谓"坏事"。请将这种看问题的方式运用到你的工作中，看看会发生什么改变。

拥有或者经营企业的人可以运用神圣的智慧来履行自己的职责。**要与员工保持顺畅的沟通，允许他们用自己认为安全的方式表达他们对工作的感想。请保持办公室的整洁，办公室的杂乱反映了员工的意识。**外部的环境如此混乱，心中的目标怎么能按时完成呢？在海氏出版社，我们的目标是：创造一个让彼此能够安全相爱的世界。如果你允许神圣的智慧在各个商业领域中发挥作用，所有的事情都将会达到预期目标，最好的机会也将降临在你身上。

总有一天，企业将不再依靠旧的竞争与冲突的模式生存，

我们会明白，我们每个人都有充足的一切，

我们会相互祝福彼此的成就。

企业会做出改变，

让企业成为员工充分表达自我的舞台，

让产品和服务造福世界。

每个人都想从工作中得到比工资更多的东西。

每个人都希望能对世界有所贡献，从而获得成就感。

将来，人们造福地球的能力将远胜于对物质的需求。

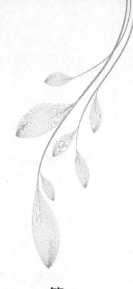

第三章　全部可能性

我们每个人都与宇宙相连，与所有生命相连。有一种力量会扩展我们的意识，这种力量蕴藏于我们的心中。

现在，我想让你更进一步。如果你已经在成长之路上，并且已经调整了一段时间，是否意味着你就没有其他的事可做了？你真的打算坐享已有的成绩吗？或者你是否意识到，这种内在的调整是我们一生都要做的功课，一旦开始，就不能停止？当你达到一个阶段的目标时，可能需要休息一段时间，但事实上这种调整应该一直持续下去。你应该问问自己还需要做哪些领域的功课，你需要什么？你健康吗？你快乐吗？你富裕吗？你的创造性是否得到了满足？你感到安全吗？你没有忧虑吗？

## 来自过去的局限

我最喜欢的一种表达是"全部可能性"。这是在纽约的时候，我从埃里克·佩斯老师那里听来的。这种表述打开了我的思绪，让我的思想超越了我曾经想到的可能性，超越了我从小就有的局限性思想。

小时候，我不理解大人和朋友们会仅仅因为一天过得不好或一点小小的失望就不断地指责，而且那些指责都不切合实际。我欣然接受了这些想法和信念，它们变成了我的局限因素。可能我看起来并不笨拙，也不木讷、愚蠢，我却感觉那时的自己就是这样的。

许多人在 5 岁时便已形成对生活的看法，在青少年时代会增加一点，到更大一些时可能又会增加一点，但是已经非常少了。如果我问大家，为什么会相信某些东西，大部分人追溯起来都会发现，他们在很小的年纪就对那些事物形成了那样的看法。

因此，我们都生活在 5 岁时的意识局限中。这些意识是从父母那里获得的，我们仍然生活在父母的意识局限中。即使是世界上最好的父母，也不会知道所有的事情，也会有自己的局限。我们做着他们做过的事，说着他们说过的话——"你不能那么做"或者"这不行"。但是，事实上，我们是不需要这些条条框框的，它们并没有那么重要。

我们的一些思想可能是积极的、有益的，这些思想能够很好地为我们的生活服务，比如"过马路前要看路两边"，或者"新鲜水果和蔬菜对身体健康有益"。还有一些思想可能在我们年幼时很有用，但是我们长大后就不再适用了。例如，"不要信任陌生人"，这对小孩来说可能是个好建议，但这样的思想只会给成年人带来孤独和寂寞。幸好，我们可以随时调整这些思想。

**每当我们说"我不能""这不行""钱不够"或"别人会怎么看"时，就是在限制自己。**尤其最后这句话，是我们给自己设置的非常大的障碍，"邻居、朋友、同事或者其他人会怎么想"是我们给自己找的一个借口。现在，我们不要再有这样的想法了。因为这些人并不会有那些想法，也不会支持我们总是产生这样的想法。社会在变迁，别人的想法也在发生改变，所以坚持这样的假设是毫无意义的。

如果某个人对你说："以前从没有人这么做过。"你可以说："那又怎样？"做事的方法有成百上千种，你要找到最适合你的方法。我们还会告诉自己一些荒谬的信息，比如"我不够强大""我不够年轻""我的年纪达不到要求""我不够高"或"我的性别不对"。

你经常说最后这句话吗——"因为我是个女人，我不能做这个"或"因为我是个男人，我不能做那个"。思想没有性别之分。因为性别而感觉低人一等，不仅是个糟糕的借口，也会让你放弃自己的内在力量。

我们的局限性经常会妨碍我们表达和体验全部可能性。"我的受教育经历不够丰富"，多少人用这样的思想限制自己？我们要意识到，教育是由一群人设立的，这群人常说："你不能做这件事或那件事，除非你按照我们的方法去做。"我们可以接受这样的限制，也可以超越它。这样的束缚跟随了我很多年，因为我高中就辍学了。以前我总会说："噢，我没有受过什么教育，我不会思考，我找不到好工作，我什么事都做不好。"

忽然有一天，我意识到，这只是我头脑中的局限性思想，跟现实无关。当我抛弃了自己的局限性思想，允许自己去发现全部可能性时，我发现自己可以思考，而且非常聪明，能够与其他人进行交流。我发现了各种各样的可能性，如果用过去的局限性思想来看，这些都是不可能的。

## 对潜能的限制

有些人会认为自己什么都知道。这种无所不知的思想会阻碍你的成长，阻止你学习新的东西。你相信存在高于你的力量和智慧吗？或者你是否认为你就是"它"，它的力量和智慧就在你的身体之中？如果你认为你就是它，你就会感到害怕，因为你自己的思维是有限的。如果你认识到，宇宙中存在更伟大、更有智慧的力量，而你是它的一部分，那么你就会发现一切皆有可能。

你是否经常让自己局限于当前的思维之中？每次当你说"我不能"时，就是在自己面前竖起一块"停止牌"。你关闭了自己通向内在智慧的大门，阻碍了你心中精神力量的流动。你愿意超越自己当前的认知吗？早上，你带着某种观念和想法醒来。你有能力超越其中的某些思想，去体验更广阔的现实，这就是所谓的学习，因为你在吸收一些新的东西。它们可能符合你现有的认知，也可能更好。

你是否注意到，当你开始重新整理衣柜时，你会丢弃那些你不再需要的衣物和杂物，而将那些有用的东西放在一边。然后，你会以完全不同的次序，开始将各种有用的东西再放回去。这样，你会更容易找到那些有用的东西，也会为新衣物腾出空间。如果你买了件新衣服，想把它放进没有整理过的旧衣柜，你就得把它塞到以前的衣物中。如果你将你的衣柜清理干净并且重新整理一下，那么你就会有足够的空间来放新衣服。

同样的道理，**我们需要经常清理自己的心灵，清除那些不再行之有效的思想，这样我们才能为新的可能性腾出空间。**在这个世界上，一切皆有可能。如果我们继续带着陈旧的思想，就会处处碰壁。如果有人病了，你会说："噢，可怜的人，他多痛苦啊！"还是会看到那个真实的他，肯定他心中的内在力量正在帮助他？你是否能看到全部可能性？你相信会发生奇迹吗？

曾经有位男士非常肯定地告诉我，让一个成年人改变是完全不可能的。他生活在沙漠地带，身患多种疾病。他想出售自己的住宅，但他不愿意改变自己的思想。因此，他在和买家讨价还价时显得非常顽固，所有的事情必须得按照他的想法来办。很显然，他很难卖掉他的住宅，因为他认为自己无法做出改变。其实，他只需要扩展自己的意识，接受新的思考方式。

# 开阔我们的视野

我们是如何阻止自己尝试全部可能性的？还有什么限制了我们？我们的恐惧就是一种限制。如果你感到恐惧，然后说"我不能，这不行"，那么会发生什么？令人害怕的体验就会到来。评论也是一种限制。没有人喜欢被他人评论，但我们又总是在评论他人，我们对他人的评论加剧了自身的局限性。每当你发现自己在指责或者评论谁的时候，无论多么微不足道，你都要提醒自己：你做什么样的事，就会获得什么样的回报。你需要将限制自己的思想遏制住，改变自己的思维模式，才能收获美好。

评论与发表观点不同。许多人都会受邀对某件事情发表评论，实际上，这只是说出自己的观点。观点是你对于事物的感受，比如"我不喜欢这样做。我更喜欢穿红色而不是蓝色"。但如果你说某人穿蓝色是错误的，那就变成评论了。我们要厘清两者间的区别。请记住，评论是说自己或别人错了。如果有人请你提供意见和建议，不要让它变成评论或指责。

同样，负罪感也会限制你的成长。你如果伤害了某人，就说"对不起"，以后不要再伤害他了。不要沉浸在负罪感之中，因为这会妨碍你收获美好的经历，也会影响你认识真实的自己。

如果你不愿意原谅，就是在限制自己的成长。原谅会帮助你在自己的精神世界中纠正错误，去理解而不是怨恨，去同情而不是憎恶。

请将你遇到的问题视为成长的机会。如果你有什么问题，你是否只看到了束缚自己的局限性思想？你是否在想："噢，我真倒霉，为什么这些事情会发生在我身上？"你不一定要知道事情会发展成什么样子，你只需要相信，有一种比你自己还要强大的力量在你的心中。你要确信，一切都很好，一切都会有最好的结果。**遭遇困难时，如果你敞开自己，迎接各种可能性，你就能做出改变；这些改变会以不可思议的方式发生。**

在生活中，我们都会遇到一些不知道该如何解决的问题。我们就像面对着一堵墙，然而，我们已经来到了这里，无论遇到任何困难，我们都要克服。可能我们不理解一切是怎么发生的，但它确实发生了。我们越能将自己与宇宙的能量——我们内在的智慧、真理和力量——结合在一起，那些美妙的可能性就能越快地实现。

## 集体意识

我们必须抛弃自身有限的思维和认知，唤醒我们的新意识，从整个宇宙的视角来看待生命。在这个星球上，意识正以前所未有的速度向更高的层次发展。有一天，我看到了一幅让我非常着迷的图表，它显示了历史上不同产业体系的发展变化。工业的发展让农业相形见绌，1950年前后，随着通信技术和计算机被广泛运用，人类又进入了信息时代。

随着信息时代的到来，意识觉醒运动也蓬勃兴起。这场运动高速地向前推进着，发展的势头远远超过了信息产业。你能想象这意味着什么吗？我旅行时去过很多地方，无论我去哪里，都能看到人们在研究和学习。我去过澳大利亚以及耶路撒冷、伦敦、巴黎，还有阿姆斯特丹，在每一个地方，我都能碰到很多人在寻求拓展自己、启发自己的方法。他们对自己心灵的运行方式着迷，他们运用自己的智慧来掌控自己的生活和经历。

我们正在不断进入新的精神层面。虽然还有宗教战争，但它们正变得越来越少，不再普遍。我们开始在更高的意识层面彼此相连。每个人的意识都在不断觉醒，集体意识因而受到影响。

当你积极地运用自己的意识时，就会连接同样在积极地运用意识的人；当你消极地运用自己的意识时，就会连接同样在消极地运用意识的人；当你冥想、相信自身的美好、想象自己的身体康复时，也会连接与你做同样的事的人。

**我们的目标是拓展思维，突破原有的状态，实现可能的状态。我们的意识可以创造奇迹。**

"全部可能性"会连接一切事物，包括我们的宇宙，甚至会超越宇宙。你在连接什么？偏见是恐惧的一种表现形式。如果你带有偏见，你就会连接其他带有偏见的人。如果你开放自己的意识，尽你所能地学会无条件的爱，那你就会连接上升的人生曲线。你想要被抛下，还是想要跟着那条曲线上升？

世界上经常会出现危机。许多人都向出现问题的领域输送积极的能量，他们会进行自我暗示：所有的问题都会尽快解决，我们会找到最好的解决办法。你需要用你的意识为所有人创造和谐与富足。你输送了什么样的能量？请不要谴责和抱怨，要让自己的精神与至高的力量连接，用最积极的结果进行自我暗示。

你愿意在多大程度上拓展你的思维？你想让你的思维超越你身边人的思维吗？如果你身边人的思维受到限制，那就结交新朋友。你要让自己的思维延伸到多远？你怎样才能将"我不能"变为"我能"？

每当你听到有什么是不可医治的时候，你的内心一定知道，这不是事实。要知道你的心中存在更高的力量。对我来说，"不可医治"只意味着医疗专家还没有找到如何治愈这种特定疾病的方法，并不意味着不能医治。我们不能仅仅看图表上的数据，那只是某些人的预测，是某些人的局限性思想，我们要超越那些医疗数据，深入自己的内心，寻找医治疾病的方法。如果我们不给自己各种可能性，就是不给自己希望。唐纳德·M. 帕丘塔（Donald M. Pachuta）在华盛顿召开的全国艾滋病大会上说过："没有 100% 致命的流行病。"

要相信，在这星球上的某个角落里，有人已经治愈了我们所能创造出的每一种疾病。如果我们只是听天由命，就会陷入困顿。我们要采取积极的方法，才能找到解决问题的答案。我们要运用自身的力量来治愈自己。

# 我们的其他力量

据说我们只使用了大脑的 10%——只有 10%！那剩下的 90% 是用来做什么的？我认为有特异功能、心灵感应、千里眼、顺风耳都是很正常的，只是我们不允许自己体验这些现象。我们有各种各样的理由来解释我们为什么不能，或者为什么我们不相信自己可以做到。小孩通常很有灵性，不幸的是，父母总是说"不要这样说""这是你的想象"或者"不要相信这种愚蠢的事"。于是，孩子们便不可避免地会失去这种想象和创造的能力。

我认为心灵能够创造许多奇迹。我确信，只要我知道怎么分解、组合时空，我不需要坐飞机就能在很短的时间内从纽约到达洛杉矶。虽然我还不知道怎么做，但我知道这是可能的。

**我认为我们有能力取得不可思议的成就**，但是我们还没有这方面的知识，因为我们可能会将这些知识用在不好的方面，或者利用它们伤害别人。当我们真正生活在无条件的爱中时，才能开始利用大脑剩余的 90%。

# 火上行走

有多少人听说过火上行走？每次我在研讨会上问这个问题时，总有几个人举手。我们都知道在火炭上行走是完全不可能的，对吗？人们认为这样做会烫伤自己的脚。但确实有人这样做过，而且他们并非奇人异士，而是和你我一样的普通人。他们可能只是参加了火上行走的训练班，学习了一个晚上，就学会了这项技能。

我有个朋友名叫达比·朗（Darby Long），他和癌症专家卡尔·西蒙顿共事。他们为癌症患者举办了为期一周的研讨会。在这一周中，他们进行了一次火上行走的演示。达比走过许多次，他甚至还带着其他人一起走过。我想，癌症患者如果能够看到、体验到这一过程，会觉得多么不可思议。这可能将信心带给许多人，他们的局限性思维会或多或少地发生改变。

安东尼·罗宾斯（Anthony Robbins）是美国火上行走的发起人。我认为，他将在世间成就非凡的事业。他研习神经语言程序学。他借助这门科学，观察一个人的行为模式，然后重复这个人的反应和行为，实现相同的结果。神经语言程序学以米尔顿·艾瑞克森（Milton Erickson）的催眠技术为基础，由约翰·格林德（John Grinder）和理查德·班德勒（Richard Bandler）进行系统的观察和记录。当安东尼听说火上行走时，他就想要学习它，并且想在学会之后教给别人。一位瑜伽学者告诉他，经过多年的学习和冥想才能学会火上行走。然而，通过神经语言程序学，安东尼在几小时内就学会了火上行走。他已经在教人们如何在火上行走了，并非因为它是绝妙的小把戏，而是因为它能让人们知道如何摆脱局限和恐惧。

## 一切皆有可能

请和我一起重复："我的生活中有各种各样的可能性，无论我身在何处，一切都是美好的。"请花几分钟想想这个句子，一切都是美好的。不是一点儿，不是一些，而是一切。当你相信一切皆有可能时，你就敞开了自己，你就能接收到生活中各种问题的答案。

我们的周围就存在着全部可能性，

能否发现它们只取决于我们自己以及我们所在的集体。

我们可以在自己的周围筑起一堵墙，

但也可以把它拆掉。

让自己感到足够安全，然后完全地敞开自己，

才能让一切美好进入我们的生命中。

请开始客观地观察自己，

你的内心发生了什么？

你的感觉如何？

你要做出什么样的反应？

你相信什么？

不要用批评和评判的目光看待你心中的答案。

当你能做到这些的时候，你就会体验到生活的全部可能性。

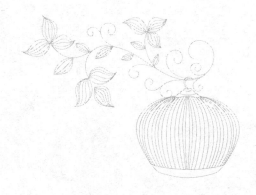

# 第五部分

# 放下过去

这个世界作为一个整体正在变得有自我意识，
正在开始觉醒。

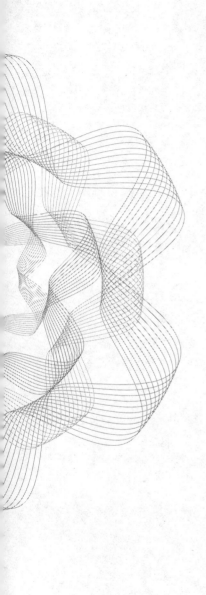

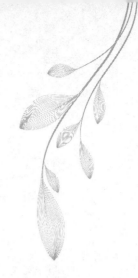

第一章　变革与变迁

有些人宁愿离开

人世，也不愿意改变。

通常情况下，提到改变，我们最先想到的是让"别人"去做，不是吗？我说的"别人"包括政府、税务局、大企业、老板、同事、外国人，也包括学校、丈夫、妻子、母亲、父亲、孩子，等等，总之，就是除了我们自己之外的。我们不想改变，却希望通过别人的改变来改变自己的生活。然而实际上，要想改变生活，我们最先要改变的是我们自己。

**改变意味着我们要在孤独、孤立、愤怒、恐惧和痛苦的情绪中释放自己。**我们为自己创造充满美好与平和的生活，我们能够在这样的生活中放松身心，享受生命的乐趣，而且我们确信一切都会好起来。我喜欢说那句格言——"生命是美妙的，在我的世界里一切都是美好的，而且会变得越来越好"。所以，我的人生正在朝着什么方向走对我来说并不重要，因为我知道，它终将是美好的。无论在什么样的环境和情况之中，我都能享受我的生活。

在我的一次演讲会上，一位女士告诉我，她正经历着许多动荡，她的话语中会不时地出现"痛苦"这个词。她甚至问我，有没有其他词可以代替这个词。这让我想起了关窗户时手指被夹到的感觉。我知道，如果我屈服于痛苦，那段时间将会非常难熬。因此当这样的事情发生时，我会立刻开始调整自己的内心，想象我的手指里充满了各种感觉。我认为，用这种独特的方式来处理刚刚发生的状况，可以帮助我更快地治愈手指，度过这一段不怎么愉快的时光。有时候，如果我们能够将思维转变一点点，就能完全改变当时的情形。

你可以将改变视作给房子做大扫除，如果你每次都做一点，最终你将会完成所有的工作。但是，在你全部完成之前，你就会看到变化。即使你只是改变了一点点，不久之后，你也会有更好的感觉。

新年那天，我去了史密斯牧师的"天使之城心灵科学教会"，他说的一些话让我陷入深思。他说：

**"现在是新年，但你要知道，时间的流逝不会让你发生改变。新年的到来，不会让你的生活有任何不同。能让变化发生的唯一办法，就是你愿意深入内心，做出改变。"**

确实如此。人们会在新年时下定各种各样的决心，但他们的内心没有发生任何改变，所以这些决心很快就失效了。你可能会说"我再也不打算抽烟了"之类的话。立刻，你就在自己的心中输入了一个消极的词语。你应当告诉自己的潜意识，你要做些什么，你可以说："对香烟的欲望已经离我而去了，我现在自由了。"

只有我们愿意改变自己的内心、训练自己的心灵，我们身处的境况才会发生变化。其实，让我们的内心发生改变是再简单不过的事，因为我们仅仅需要改变自己的思维。

你今年能做哪些去年没有做到的事情？请花点时间好好想想这个问题。今年，你想放下哪些去年被你紧抓不放的东西？你想在生活中做些什么样的改变？你愿意改变吗？

一旦你愿意做出改变，你就会得到非常多能为你提供帮助的信息。什么时候你愿意改变了，宇宙就会开始用奇妙的方式帮助你。它会为你带来你所需要的东西，可能是一本书、一段录音、一位老师或是朋友说的一句无心的话，这些都可能会突然之间深深地触动你。

**有时候，事情在变得更好之前，可能会变得更糟。但这没关系，因为改变已经开始了。**原来的一团乱麻正在被解开，就随它去吧。不要惊慌，不要认为你所做的事情都没用。请继续在自己的心中进行自我暗示，你正在自己的心中播种下新的信念。

## 取得进步

当然，从你开始决定改变到你看到改变，会有一段过渡期。你在新与旧之间摇摆，在过去的状态与你想拥有的状态之间徘徊，这都是很正常的。我总是听到人们说"是的，我什么都知道"，我想说："那你付诸行动了吗？"知道要做什么和正在做什么是两个独立的步骤。你需要花点时间尽力改变，直到你让新的变化强大到能彻底代替旧的模式时，改变才算彻底完成。

例如，很多人会进行自我暗示，但他们或许在做了两三次之后就放弃了。然后，他们会说这种方法不灵或者自己很笨等。**我们要投入时间实践才能实现改变，改变是需要行动的。**我说过，在进行自我暗示之后，行动才是最重要的。

当你处于这个转型期时，请记得，为自己所取得的点滴进步赞赏自己；如果你稍有退步便责怪自己，改变的过程就会让你感到压抑。请在改旧换新的过程中使用各种可用的工具，请确保你的内在小孩能够感觉到安全。

杰拉德·扬波尔斯基（Gerald Jampolsky）说："**爱就是放下恐惧。若存在恐惧，便不能爱；若想爱，请不要恐惧。**"如果我们不能发自内心地爱，我们就会陷入孤独、分离、愤怒、内疚等恐惧的症状之中。我们需要抛弃恐惧、抓住爱，让爱永驻在自己心里。

我们能用很多方式进行改变。做些什么能让你的内心感觉到美好？指责他人或者将自己视为受害者，都无法让自己感觉美好。那么你在做些什么？怎样做才能体验到内心与周围的平和？如果你还没有改变，那你愿意开始吗？你愿意开始创造内心的和谐与宁静吗？

请问自己另一些问题：我真的想要改变吗？我想继续因为没有得到某种东西而抱怨吗？我真的想创造比现在更美好的生活吗？如果你愿意改变，你就能够做出改变。如果你愿意努力，你就能让你的生命更加美好。我没有某种力量可以凌驾于你的思想之上，所以我不能为你做什么，但你拥有这种力量，你要时刻提醒自己这一点。

请记住，要保持内心的宁静，这会帮助我们与志同道合的人建立联系。精神在灵魂层面将地球上的所有人连接在一起，宇宙的力量将会使我们这个世界变得更好。

当我谈到灵魂时，并不一定关涉宗教。宗教告诉我们要爱谁、怎么爱、谁是值得爱的。对我来说，所有人都值得爱，所有人都是可爱的。我们的灵魂让我们与心中更强大的力量相连，它们中间不需要有纽带。你会看到，在更深的层面上，灵魂可以让整个世界都连接在一起。

一天当中，你可以多次停下来问自己："我现在正与什么样的人相连？"请定期问自己："我对现在这种情况的真实看法是什么？"然后再问自己："我有什么样的感觉？我真的想去做这些人要我做的事吗？为什么我在做这些事？"请开始体会自己的思绪和感觉，要对自己诚实。请了解自己的想法和信念，不要让自己的生活进入"自动驾驶"模式，你的生活原则应该是"这就是我要做的事情，这就是我的做事方式"。你为什么要做那件事？如果它不是积极的、有价值的经历，想一想它为什么会出现？你第一次做这件事是在什么时候？你已经知道现在应该做什么了，请连接自己心中的智慧。

## 压力也是一种恐惧

如今，我们总在谈论压力，似乎我们每个人都会因为某些事而感到压力过大。"压力"似乎变成了一种流行语，我们总在用这个词，以至于我认为它是一种逃避的借口。我们总在说"我感到压力很大""这太有压力了"或者"到处都是压力、压力、压力"。

在我看来，压力是一种恐惧，它的产生是因为我们的生活在不断地发生变化，它是我们不愿为自己的感受承担责任的借口。如果将"压力"等同于"恐惧",我们就能够将压力从生活中清除。

下一次,当你感到自己有很大的压力时,想一想是什么让你感到害怕,问问自己:"我怎么会背上这个沉重的包袱?为什么我要放弃自己的内在力量?"请找出是什么导致了你心中的恐惧,让你不能获得内心的和谐与平静。

出现压力是因为我们的内心失去了和谐,保持内心的和谐需要我们与自己和平相处。我们的内心不可能既有压力,又有和谐。当你处于平静的状态时,你就会有条不紊地做事,不会受到干扰。当你感到有压力时,请做点什么去释放恐惧,让自己能够安然地生活。不要将"压力"当作一种借口,不要让"压力"这样一个小小的词语承载很大的力量,没有什么力量能凌驾于你之上。

# 你一直是安全的

生活就是不断地打开一道道门和关闭一道道门的过程。我们从一个房间走到另一个房间,经历着不同的事情。很多人想关掉一些门,这些门里有旧的、消极的习惯模式,以及没有用的、没有价值的经历。很多人正在打开新的门,想要寻找美妙的新体验。

你的人生之路已经走到了现在,相信我,你已经尽你所能地做出了所有正确的选择。

**在生活的道路上，务必提醒自己：你是安全的，你只是在做出一些改变。**请相信你心中更高的自我，它正在指引你，帮助你实现心灵的成长。正如约瑟夫·坎贝尔（Joseph Campbell）曾经说的那样："请相信幸福正在指引着你。"

请让自己打开通往喜悦、宁静、治愈、成功与爱的大门，打开理解、同情、宽恕与自由的大门，打开能让你感受到自我价值、充满自尊与自爱的大门。你不断地从一段经历踏入另一段经历之中，但你是永恒的。

你无法强迫任何人做出改变。

你可以为他们提供积极的精神氛围，

让他们在自愿的情况下做出改变。

但你不能替别人改变或让别人做出改变。

每个人来到世间，都要完成自己的学习任务。

如果你将他们固定在某一种模式之中，企图让他们改变，

总有一天他们还是会重蹈覆辙，

因为那不是他们自己学会的，

他们还未弄清楚自己需要做什么。

请爱你的兄弟姐妹，

允许他们保持现在的样子。

要知道真理存在于他们的内心，

只要他们愿意，他们随时可以做出改变。

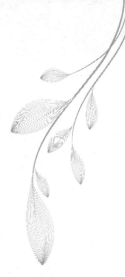

第二章

安心相爱的世界

我们可以毁灭
地球，也可以拯救地
球。请每天向地球传
递爱与疗愈的能量。
我们可以通过心灵
改变世界。

我们的地球正处于一个变化、过渡的时期，我们正从旧秩序走向新秩序。有些人说，这始于水瓶宫时代——至少占星家喜欢这样描述。在我看来，占星、命理、手相和各种各样的通灵方法都仅仅是描绘生命的方式，只不过它们解释生命的方法略有不同。

占星家说，我们正从双鱼宫时代进入水瓶宫时代。在双鱼宫时代，我们等着别人来拯救我们，我们寻找别人来为我们完成一切；而水瓶宫时代，人们开始深入内心，认识到我们有能力拯救自己。

改变我们不喜欢的东西，难道不是一种伟大的解放吗？实际上，我也不确定，随着我们的意识和知识不断地增加，我们的地球是否在发生改变。隐藏已久的问题正在浮出水面，比如家庭功能失衡、虐待儿童以及地球正面临各种威胁。

和对待其他的事物一样，我们首先要有应该做出改变的觉悟。就像我们给自己的心灵做大扫除，让它一点一点地改变那样，我们也要让我们的地球开始改变。

我们正开始将地球视为一个完整、鲜活、会呼吸的有机体，一个独立存在的生命体。它有呼吸、有心跳，它照顾着它的孩子们。它为我们提供我们可能需要的一切，它处于完全的平衡之中。如果你在森林里或者大自然的某个地方逗留一天，你就能发现地球上的一切系统都运转得那么完美。它的存在是为了让一切都在绝对的、完美的平衡与和谐中存续。

而此时此刻，伟大的人类，拥有诸多智慧的人类，正在竭尽全力地破坏这种平衡与和谐，毁灭这个星球。我们变得贪得无厌、自以为是，无知和贪婪让我们一直在破坏这个鲜活的、会呼吸的有机体，而我们正是这个有机体中的一部分。如果我们摧毁了地球，我们要去哪里生存？

我知道，当我跟人们谈论要更加爱护地球时，他们就会因为爱护地球要面临各种困难而不知所措。**表面看来，某个个体的力量不会对整体产生任何影响。但事实并非如此。如果每个人都付出一点努力，就将汇聚成一股巨大的力量。**你可能无法看到立竿见影的效果，但请相信，我们的地球母亲能感觉到一切。

我们的艾滋病支持团体摆了一个小桌子卖书。最近，我们装书的袋子用完了，所以，我开始想，我应该将购物时得到的袋子存起来，以便循环利用。刚开始时，我心想："噢，在这周结束之前，我不可能收集到很多袋子。"但是我错了！我的袋子太多了！我的一位同事也有同样的经历。他说，在收集袋子之前，他从不知道一周要用多少个袋子。如果你从整个地球的角度看，就会发现，我们只为使用一两小时的袋子（因为我们总是用完就扔掉），就要砍伐许多树木。如果你不相信，那就试一周：收集你能得到的所有袋子，你就会意识到你用了多少袋子。

现在，我有一个购物时可以反复使用的布袋子。如果我在购物时忘了带这个袋子，我就会向商家要一个大袋子。当我在别的商店购物时，就可以将其他的物品也放在这个袋子里，这样就不需要用几个袋子了。没有人会因此而多看我两眼，因为这都是很合情合理的事情。

在欧洲，人们使用购物布袋已经很长时间了。我的一个英国朋友来到美国后，很喜欢到这里的超市购物，因为他想要带那些纸袋子回家，他认为这很有美国味、很时尚。这可能确实是我们的一种传统，但我们必须开始具备全球性的思维，考虑这些小传统对环境的影响。

美国人特别在意商品的包装。几年前，我去过墨西哥当地的一个传统市场，我被那些未加装饰的水果和蔬菜吸引住了。它们虽然不如美国的农产品漂亮，但看起来很自然、很健康。然而，与我同行的一些人却认为，它们看起来太糟糕了，一点也不诱人。

那个市场上还有用敞口的坛子装着的调料，我也很喜欢。那些坛子一个挨着一个，看起来如此亮丽，我的朋友却说他们绝不会从这样的坛子里买任何调料。我问他们为什么，他们说，不干净。当我再问为什么时，得到的答案是没有包装。我禁不住笑起来，他们以为那些看起来很精美的调料在包装之前是放在什么地方的？我们已经习惯于让事物以某种特定的方式呈现在我们面前，如果没有那些无用的装饰和漂亮的包装，我们竟已经难以接受事物本来的样子了。

让我们来看看，为了保护环境，我们能做哪些力所能及的事情。其实只要买东西时用布袋，或者在刷牙时关掉水龙头，你就已经为地球做出了很大的贡献。

在我的办公室里，我们厉行节约。我们的办公楼里有一个专门收集可回收用纸的工作人员，每个星期，他都会将我们用过的纸张送到回收工厂。我们重复利用旧信封，尽可能地用再生纸印书。即便再生纸更贵一些，也很难买到，我们依然会向印刷厂提出使用再生纸的要求。因为我们知道，只要我们持续表达这种需求，最终就会有非常多的印刷厂准备这种纸张。这种方法可以运用在环境保护的各个方面。通过创造某种需求，我们可以凝聚集体的力量，在各个领域拯救地球。

在家里，我是一个钟情于有机物的园丁，我会为花园制作有机肥料，每一片没有被吃掉的蔬菜叶子都会用于堆肥，我不会浪费一片莴苣叶或一片树叶。我认为，来自土地的东西都该回归土地。我有几个朋友甚至会帮我收集修剪下来的蔬菜，他们将这些蔬菜冷藏起来，来我家时就将收集的蔬菜倒进我的堆肥桶里。当作垃圾放进去的东西，最后会变成肥沃的土壤，里面充满了对植物有益的营养物质。由于我的回收利用，我的花园里总是硕果累累，能够满足我的各种需求，而且也很漂亮。

# 食用营养丰富的食物

我们的地球本来就能提供我们所需的一切东西，产出我们所需的一切食物。**我们吃地球上生长的食物就能保持健康，因为那是大自然的一部分。然而，我们运用伟大的智慧制造出了像奶油夹心蛋糕那样的食物，不过我们却因为健康状况不好感到困惑。**许多人为了一饱口福，一边说"是的，我知道"，一边又一口接一口地吃着富含糖分的食物。两代人以前，当贝蒂·克罗克（Betty Croker）、克拉伦斯·伯宰（Clarence Birdseye）等人推出第一代方便食品时，大家都说："噢，这些方便食品太好了！"随后，一种接一种的方便食品上市了。这个国家接下来几代人中的一些人，甚至从来没有吃过天然的食物，他们吃的都是经过罐装、加工、冷冻、化学处理之后，被放进微波炉里的食物。

如果我们不吃天然的食物，又怎么能期望维持健康呢？保护我们的身体需要这些天然的食物。如果我们不这样做，就会降低身体的免疫力，如果再染上吸食毒品、抽烟、滥用酒精和憎恨自己的习惯，那我们的身体简直就是疾病滋生的温床。

最近，我碰到了一件非常有意思的事。我参加了"负责任司机"的培训班。课上的学员都是55岁以上的人，参加培训课程就可以享受3%~10%的汽车保险折扣。我觉得很奇怪，我们花了一上午的时间讨论我们在变老时可能遭遇的各种疾病，眼睛的、耳朵的及心脏的疾病等，但到了午餐时间，90% 的学员都去了马路对面最近的快餐店。

我想，我们可能还不知道，每天有 1000 人死于吸烟，一年就是 36.5 万人。另外，每年还有超过 50 万人死于癌症，上百万人死于心脏病，上百万！知道了这些后，我们为什么还是要跑去快餐店，一点也不注意自己的身体呢？

## 治愈我们的地球和自己

一定程度上，艾滋病成了这个过渡时期的催化剂。艾滋病危机展现出我们对他人是多么缺乏爱、多么有偏见，我们对待艾滋病人群是多么缺乏同情。我希望，我能够帮助我们的地球创造一个可以安心相爱的世界。

小的时候，即便太瘦、太胖、太丑或太害羞，我们也想让别人爱我们。**我们来到世间是为了学习无条件地爱——我们首先要给予自己无条件的爱，然后才能给予他人同样的爱。我们要抛弃"他们"和"我们"的想法，没有"他们"和"我们"之别，只有"我们"。没有哪个群体应该被牺牲掉。**

我们每个人的心中都有一份清单，里面记录着"在别处"的（与我们不相关的）"那些人"。只要还有一个人"在别处"，我们就不能真正地与心中更高的精神力量相连。很多人在充满偏见的家庭中长大，认为这群人不够好、那群人不够好。为了让自己感觉好点，我们就贬低其他人。然而，一旦我们说其他人不够好，就反映了我们自己不够好。请记住，我们彼此互为镜子。

记得有一次，我受邀参加奥普拉·温弗瑞（Oprah Winfrey）的节目，5位将自己的艾滋病控制得很好的人和我一起参与了这期节目，我们6个人在节目录制的前一晚曾共同进餐，那次聚会传递出了不可思议的能量。我开始哭泣，因为我即将开始实现多年的奋斗目标——告诉大家，这些人的生命中还充满着希望，我可以向美国公众传递积极的信息。这些人正在治疗自己，这并不容易。医疗机构说他们时日无多，但他们还在尝试各种各样的方法。他们也愿意拓展自己的意识，超越自身的局限。

第二天，我们进行了录制，这真是一期很棒的节目。我们很高兴患有艾滋病的女性能够出现在节目当中。我想让美国的中产阶层打开心扉，让他们意识到，艾滋病并非只影响到他们漠不关心的人，它会影响到每个人。当我从录制现场出来时，奥普拉对我说：

"露易丝,露易丝,露易丝……"然后走上前来,给了我一个大大的拥抱。

我相信,我们在那一天传递了希望。我曾听伯尼·西格尔提到,某个人经过自己的努力,从癌症中痊愈了。所以,总要心怀希望,希望会带给我们可能性。还有许多事情等着我们努力去做,所以,现在并不能摊开双手说,没什么可做的了。

艾滋病病毒正在这个世界上发挥着它们的作用,做它们要做的事情。我意识到,由于政府和医疗机构的行动不够迅速,将会有越来越多的异性恋者死于艾滋病,这让我悲痛欲绝。因为在 20 世纪 90 年代,艾滋病还被视为同性恋者才会患上的疾病,它得不到应有的重视。当时我一直在忧虑还要死掉多少异性恋者,艾滋病才不会继续被视为同性恋者的疾病,而被当成真正的疾病看待?

我认为,我们只有尽快抛弃这类偏见,以积极的方式应对危机,才能拯救地球。然而,我们如果还让人们继续遭受痛苦,就不能拯救地球。在我看来,艾滋病也是环境污染的原因之一。你是否知道,在加利福尼亚的海滩上,海豚正死于免疫缺陷疾病?我不相信它们患病的原因在于它们的性行为。我们一直在污染土地,以至于许多植物都不再适合食用。我们杀害水中的鱼类,我们污染空气，所以会有酸雨和臭氧层空洞的出现。事实上，污染环境也是在伤害我们自己的身体。

艾滋病是一种非常可怕的疾病，但死于艾滋病的人远远没有那些死于癌症、吸烟和心脏病的人多。我们宁愿寻找毒性更强的药品来杀死我们的疾病，也不想改变我们的生活习惯和饮食习惯。我们想要用药物来控制疾病，想要用手术祛除疾病，却不想真正治愈这些疾病。我们越是压制，问题越是会以其他的方式显现出来。更不可思议的是，药物和手术只能治好一小部分疾病。即便我们在药物、化疗和手术上花掉所有的钱，也只能治疗 10% 的疾病。

我读过的一篇文章中写道，21 世纪，新细菌导致的疾病将会影响我们脆弱的免疫系统。这些细菌已经开始发生变异，现有的药物对它们将不起作用。很显然，我们越是强化自身的免疫系统，就能加快治愈自己、拯救地球的速度。我所说的不仅仅指我们身体上的免疫系统，也包括心灵和情绪的免疫系统。

对我来说，治愈和治疗会带来两种不同的结果。我认为，治愈需要团队的努力。如果你想要医生帮你修复身体，医生可能会帮助你消除病症；然而，这并不能让你获得治愈。治愈是让你的身体恢复完整。要获得治愈，你必须是团队的一部分，这个团队包括你自己、医生或健康专家。许多整体医学的医生不仅会医治你的身体，也会医治你的心灵和情绪。

不少人一直带着错误的认知体系生活。有人说，他们家族中的人都患有耳疾；有一些人认为，淋了雨就会感冒，或者每个冬天都要感冒 3 次；还有一些人认为如果办公室里有人感冒了，每个人都会患上感冒，因为感冒有传染性。"传染"是一种想法，这种想法也具有传染性。

许多人认为疾病是会遗传的，我却认为不一定，我认为那是我们继承了父母的思维模式。孩子们是非常敏感的，他们会模仿自己的父母，包括模仿父母的疾病。如果父亲一生气就会绷紧结肠，孩子也会这样做。难怪几年后，父亲得肠炎，孩子也会得肠炎。每个人都知道癌症不会传染，但为什么一个家庭中会有很多人得癌症呢？因为家庭中流传着怨恨，怨恨不断累积，最后变成了癌症。

我们必须让自己对一切事物敏感，这样才能做出聪明的选择。有些事会让我们感到害怕，那是我们觉醒的开始，随后我们是可以做点什么的。宇宙中的一切，从虐待儿童到患艾滋病，从无家可归到忍饥挨饿，都需要我们的爱。一个得到爱和赞赏的小孩最终会变成一个强壮、自信的成人。**地球为我们和其他生命准备了一切。如**

果我们允许它按照自己的方式存在，它会一直照顾我们。让我们忘掉过去的局限性思想吧！

让我们向这潜力无限、不可思议的时代敞开自己。我们有内在的力量，可以清理我们的身体、我们的情感以及消弭我们制造出的所有混乱。我们可以环顾四周，看看有什么需要我们的关心。我们每个人选择的生活方式都会对我们的将来和世界产生巨大的影响。

# 为了最美好的一切

你可以将改变自己的方法应用于整个地球。如果只帮助世界，而没有帮助自己，是不平衡的；如果只帮助自己，而没有帮助世界，也是不平衡的。

因此，让我们看看，怎样才能在自己与环境之间找到平衡。我们知道，我们的思维会创造和塑造我们的生活。我们的生活并不总是遵循这一哲学规律，但我们要掌握这样的理论基础。如果我们想要改变当前的世界，就必须改变自己的思维；如果我们想要改变更为广阔的世界，就要改变对它的偏见，不再区分"他们"和"我们"。

如果你把对这个世界的抱怨变成积极的自我暗示和想象，你就可以改变它。请记住，每当你开始思考时，就会连接与你的思想相同的人。如果你将评判、批评和偏见强加于人，就会与所有这么做的人连接在一起。但是，如果你冥想或想象和平、爱自己、爱这个地球，你也会与有相同做法的人连接在一起。即使你待在家里、躺在床上，你也能通过这种让内心变平和的思维方式治愈地球。我曾听联合国的罗伯特·舒勒（Robert Schuller）说过："我们要知道，我们值得拥有和平。"他说得多么有道理。

如果我们能让年轻人意识到世界上正在发生什么，他们能对此做些什么，我们就能看到意识的真正转变。要让孩子们早点知道，意识上的努力是完成一些重要工作的保障。即便有些成年人仍然不愿意对正在发生的一切承担责任，我们也要让孩子们知道，越来越多的人已经认识到了环境污染会给地球带来长期危害，这些人正在努力改变这种情况。一家人一起参加"绿色和平组织"或"拯救地球组织"等生态环境保护组织是件好事，因为这会让孩子们更快地意识到，我们都要承担起责任，让我们的地球更加美好。

我推荐你读一读约翰·罗宾斯（John Robbing）的《新世纪饮食》（*Diet For A New America*）一书，我觉得它很有意思。约翰·罗宾斯是芭斯罗缤冰激凌（Baskin-Robbins ice cream）的继承人，他现在正尽力帮助地球创造一个和谐的环境。这很有意思，一些人的父辈曾经是损害他人健康的人，他们却正回过头来做一些帮助这个世界的事。

一些志愿者组织也在帮助政府管理一些他们未能顾及的领域。我们必须团结起来，共同解决环境治理这个问题，做好我们能做的工作。你可以找到一个合适的组织做志愿者，请每个月至少花一小时来拯救我们的地球。

毫无疑问，我们站在拯救这个星球的力量的最前沿，这项工作目前正处于一个关键时期，**我们要么治愈地球，要么任由这个地球上的生命走向消亡。这取决于我们个人和集体的力量，而不取决于别人。**

我看到了更多的机会，是时候将过去和未来的科学技术与昨天、今天和明天的精神、真理结合起来了。暴力行为来自一个人童年时期的悲惨遭遇。了解了这些，我们就能将已有的知识和技术结合起来帮助他们做出改变。通过发动战争或将人们扔进监狱并忘掉他们，并不能阻止暴力的出现。我们应鼓励人们自我觉醒、自尊和自爱，这些让自己和世界能够发生改变的方法如此简单，我们只需加以运用。

拉扎里斯有一个很好的练习法，我想和你分享。请你选择地球上的一个点，它可以是任何地方，可以远在天涯，可以近在咫尺，这是你想治愈的地方。请想象，它是一个祥和的地方，生活在此的人们丰衣足食，平安和谐。

用你的爱治愈地球。

你很重要。

分享你内心的爱与天赋，

你将开始改变这个美丽而脆弱的星球，

它是我们的家园。

一切就是如此。

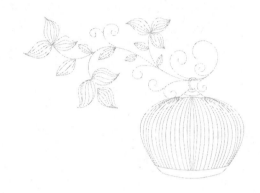

# 第六部分

## 为治愈自己和整个世界冥想

当外界一片混乱时，

你也要知道，

你自己才是世界的中心。

请看到自己的勇气，

你具有超乎想象的能力。

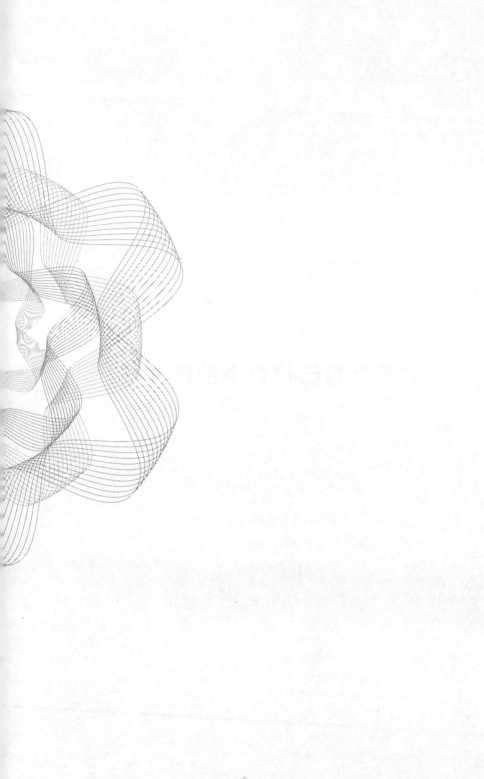

我们在研习班和团体活动结束时所做的疗愈工作非常有效。我们每3个人分成一组，开展一种手拉着手的活动。这是一个好办法，许多人不愿意向他人寻求帮助，他们可以通过这种方法得到力量并与其他人分享力量。通常情况下，他们还会由此产生许多深刻的体验。

我想和你分享一些我们在疗愈课程中会做的冥想。无论是自己做，还是以团队的形式做，这样的冥想对我们都非常有益。

## 和你的内在小孩建立联系

看看你的内在小孩。无论你用什么方式，只要能看到他就可以。请让你的内在小孩感到舒适。请对他说"对不起"，并告诉他，你因为忽略了他而感到抱歉，你已离开他太久了，现在你愿意弥补他。请向他保证，你再也不会离开他。请你向他保证，只要他想，他就能触摸到你，你会一直在。如果他害怕，你就会抱紧他；如果他生气了，他可以表达出他的愤怒。请告诉他，你很爱他。

你有能力创造一个你和你的内在小孩想要的世界，你的心灵和思想都充满了力量。你能看到自己创造的美妙世界；你能看到自己的内在小孩放松而安全、平静而快乐。他总是欢笑着和小朋友们一起玩耍，他会自由地奔跑；他会去触碰一朵花、拥抱一棵树，采摘树上的苹果，吃得津津有味；他会和小猫、小狗玩耍，高高地荡秋千，笑着跑向你，给你一个大大的拥抱。

你能看到你们健康地生活在一个美丽、安全的地方，和父母、朋友、同事都相处得很好，无论你们走到哪里都会收到问候，拥有特别的爱。你能看到你们希望居住的地方、想要做的事情。你能看到你们健康、快乐、自由地生活。

一切就是如此。

## 健康的世界

请想象，这个世界是一个非常宜居的地方，所有生病的人都可以痊愈，无家可归的人会得到照料；疾病会一去不复还，所有的医院都变成了公寓；监狱里的犯人学会了怎样爱自己，他们获得释放，成为有责任的公民；教会不再宣讲原罪和过错；政府真正地关心人民。

请想象，你感受到了户外清凉的雨。雨停了，出现了美丽的彩虹。阳光灿烂，空气清新，河水清澈，波光粼粼，绿树成荫，鲜花绽放，果实累累。生病的人被治愈，疾病成为记忆。

所有的国家都和平、富足，人与人之间相处得很和睦，人们放下了枪支、评判、指责，偏见成为过去。国界消失、隔离消除，所有人团结一心，我们的地球母亲获得治愈，变得更加完整。

现在，你正在创造这个新世界，你要用心想象出一个新的世界。你有足够的力量，你很重要，你非常有价值。请按你理想中的样子生活，走出去，尽你所能地让理想变成现实。

一切就是如此。

## 你的治愈之光

请审视自己的心灵最深处，找到那一点明亮的光。它的颜色多么美丽，这是你的爱与治愈的能量聚集在一起的地方。这个光点开始跳动，它不断地扩大，直至光亮充满你的内心，你从头到脚都被照亮了，你的全身都笼罩在了这美丽的光亮之中。这就是你的爱与治愈的能量，请感受它跳动的频率，对自己说："每呼吸一次，我都比以前更健康了。"

　　请感受光芒清除了你身体里的疾病，你恢复了健康。让它从你的各个方向辐射出去，照耀你身边的人，照耀每一个需要它的人。将你的爱与光以及治愈的能量分享给需要被治愈的人，这是多么光荣的事。让这样的光芒照耀医院、疗养院、孤儿院、监狱、精神病院和其他充满绝望的地方，让这样的光芒给他们带去希望、曙光与和平。

　　请让这样的光芒照耀你所在的城市，让它照耀每一个正遭受痛苦和不幸的家庭，让你的爱与光以及治愈的能量给身在困窘之中的人们带去慰藉；请让它照耀教堂，让人们的心灵更柔软，让他们拥有无条件的爱；请让它照耀国会和政府，为人们带去启示和真理；请让它照耀世界上的每个首都。请在地球上选一处你想要治愈的地方，不论它远在天边还是近在咫尺，请让你的光照耀到那里，将你的爱与光以及治愈的能量凝聚在那里，帮助它变得平衡、和谐，继而痊愈。每天花点时间，向这个地方传送你的能量。我们就是人民，我们就是孩子，我们就是世界，我们就是未来。我们做什么样的事情，就会得到什么样的回报。

　　一切就是如此。

# 迎接成功

请认识我们身上的积极品质。我们敞开自己，接受美好的新思想。我们允许前所未有的成功进入自己的生活。**我们值得最好的，我们愿意接受最好的。**我们的收入在持续增长。我们的思维从贫穷转向富足。我们爱自己，乐于成为自己，知道生命会为我们提供我们所需的一切。我们越来越成功，越来越快乐，越来越富裕。我们与创造我们的力量是一体的。我们表现自己的伟大，表现生命的高贵和神圣。我们敞开自己，接受美好。

一切就是如此。

# 欢迎我们的内在小孩

请将手放在心口，闭上双眼，让自己看到自己的内在小孩。不仅如此，你还要让自己成为这个小孩。请代替你的父母欢迎你的内在小孩，就像你的父母欢迎你来到这个世界上，进入你的生活一样。

"我们很高兴你来了，我们一直在等你，想要你成为这个家庭中的一员，你对我们来说如此重要。我们很高兴你是个小男孩（小女孩）。我们爱你的特别。如果没有你，我们的家会是另一个模样。我们爱你，想要拥抱你，想要帮助你成长，想让你成为你能成为的样子。你不必像我们，你要做你自己。你如此美丽，如此聪明，如此有创造性。你能来到这里让我们很高兴。我们如此爱你，胜过爱世上的一切。我们感谢你选择了这个家。我们知道，你很幸运，你来了真是我们的福气。我们爱你，我们真的爱你。"

　　让你的内在小孩相信这些话。要意识到，你每天都可以拥抱自己，对自己说这些话。你可以对着镜子说这些话，也可以在抱住你的朋友时说这些话。

　　对自己说那些你想让父母告诉你的话，你的内在小孩希望被需要和被爱，请满足他。无论你多大，生了什么样的病，有多害怕，你的内在小孩都需要感受到爱。**请告诉你的内在小孩："我需要你，我爱你。"**这是真的。这个世界想让你来到这里，这就是你会来到这个世界上的原因。你总是被爱着的，并会获得永恒的爱。从此以后，你都会生活得很幸福。

　　一切就是如此。

# 爱就是一种疗愈

**爱是最强大的疗愈力，我向爱敞开自己，我愿意付出爱，也愿意得到爱。**我看到自己成功、健康，拥有创造性，生活在安宁之中。

请将安慰、接纳、支持与爱送给每一个你认识的人。要知道，如果你将这些传递给别人，你也会得到同样的回报。

请用爱包围你的家人，无论他们是否在世。你的朋友、同事以及过去认识的人，包括每一个你想要原谅却不知道怎么原谅的人，都需要你用爱对待。

请向艾滋病患者和癌症患者传递爱，向朋友、爱人、疗养院的工作人员、医生、护士、替代疗法的治疗师和护工传递爱。让我们看到艾滋病与癌症的终结。在你的心中有这样一句话——"治疗癌症和艾滋病的方法已经找到了"。

请让爱包围自己。请原谅自己，告诉自己，你与父母关系和谐，你们相互尊重、相互关心。

让爱包围整个星球，敞开心扉，你将在无条件的爱中获得内心的平静。你能看到每个人都有尊严地活着，平安喜乐。

你值得被爱，你很美丽，很有力量。你向一切美好敞开自己。

一切就是如此。

# 自由地做自己

　　为了让自己的生命更完整，我们必须接受自己的一切。请敞开心扉，在你的心中为自己的每一种特质留下一个位置，包括你引以为傲的特质和让你感到难堪的特质，你所爱的特质和你不想接受的特质，它们都是你的。你是美丽的，我们都是美丽的。当你的心中充满了对自己的爱时，你就会有许多爱可以分享给别人。

　　让爱充满你的心房，弥漫到你所认识的每个人身上。请把他们放在你心中，这样，他们就能够接收到洋溢在你心中的爱。你能看到你的内在小孩和他们的内在小孩都在跳舞、欢呼雀跃、翻筋斗，你能感受到无限的欢乐和所有的美好。

　　让你的内在小孩和其他小孩一起玩耍，让他跳舞，让他感到安全和自由，让他成为他想要成为的人。你是完美的、完整的、完善的。所有的美好都在你的生命中。

　　一切就是如此。

# 分享疗愈的能量

将你的双手紧握在一起，然后与你面前那个美丽的人分享你手中的能量。能与他人分享疗愈的能量是一种荣耀，这是很容易做到的事情。

每当你与朋友共处时，你都可以花点时间与他们分享疗愈的能量。我们要以简单的、有意义的方式彼此给予、彼此接受，我们要表现出对彼此的关爱和在意，这样的方式可能不会帮助我们解决什么问题，但是我们关心彼此。我跟你在一起，我爱你，我们可以一起找到答案。

**所有疾病都会终结，所有危机都会解除，请感受疗愈的能量。**请让我们唤醒内心的能量、智慧和知识。我们应当被治愈，应当更完整，应当爱我们本来的样子。神圣的爱一直以来都在满足我们，将来，它还会一直支持我们。

一切就是如此。

# 爱的包围圈

你看到自己站在一个非常安全的地方，请放下你的负担、痛苦和恐惧，你看到旧的、消极的成瘾性习惯和模式都已离你远去。然后，你看到自己张开双臂站在一个安全的地方，说："我敞开胸怀，接受＿＿＿＿＿＿＿。"不要对自己说你不想要什么，而要对自己说你想要什么，并确信这是可能实现的。你看到自己完整、健康，你看到自己的心中充满爱。

我们需要的只是一种改变生活的思想。在这个星球上，我们可以身处一个恨的包围圈中，也可以身处一个爱与治愈的包围圈中。我选择在爱的包围圈中。我意识到，其他人也想做出和我一样的选择。我们要以创造性的方式表达自己，这会让我们有成就感。我们都想要和平与安全。

在这个地方，你能感觉到自己与世界上的其他人相连，让你心中的爱在心与心之间传递。**当你献出爱时，你就会知道，爱会加倍地回报到你身上。**"我向每个人传递令人愉悦的思想，我知道这些思想会回报到我身上。"你能看到这个世界正在变成一个爱的大光环。

一切就是如此。

# 你值得被爱

我们不必相信所有的事。你所需要的一切将以完美的时空顺序到来。我们每个人都有能力更加爱自己，我们都值得被爱。**我们值得生活得幸福，值得健康、爱与被爱；我们值得成功；我们的内在小孩值得成长，并拥有美好。**

你看到自己被爱包围，你看到自己快乐、健康、完整，过着自己想要的生活。你可以填充各种细节，你知道自己值得这一切。让爱从你的内心溢出，让疗愈的能量充满你的身体。

让爱开始在你的房间和家庭中流淌，直到你完全被爱包围。请感受爱的循环，它从你的身体中流淌出去又回到你身上。最强大的疗愈力就是爱，让爱一次次地循环，让你的身体接受爱的洗礼，你就是爱。

一切就是如此。

# 一个新的 10 年

一扇新的疗愈之门打开了，它会通向一个非凡的 10 年，帮助我们疗愈那些不被我们理解的东西。我们正在学习让自己的内心拥有不可思议的能力，我们正在学习连接自己的某些部分，这些部分会用适当的方式暗示我们，指引我们达到美好的境界，将许多问题的答案带给我们。

我们看到这扇新的大门敞开了，我们正走进这扇大门，寻找各种治愈的方法，因为不同的人需要不同的治疗方法。有些人需要治愈身体，有些人则需要治愈心灵或思想。**我们敞开自己，接受我们所需要的疗愈。**为了让自己成长，我们走进这扇门，确信自己是安全的，这只是为了改变而已。

一切就是如此。

## 我就是精神

只有我们才能拯救世界。当我们为了共同的目标聚集在一起时，就能找到问题的答案。我们必须记住，我们的身上有一个部分超越了我们的身体、个性、疾病和我们的人际关系。它就是纯粹、永恒的精神，它是我们的核心，它将永远存在。

我们来到世间，是为了爱自己，也是为了彼此相爱。做到这些，我们才能找到问题的答案，才能治愈自己、拯救地球。我们正在经历特别的时刻，各种事情都在变化中，我们甚至不知道这些问题有多难解决，但我们正在尽力做到最好，这些问题终将会成为过去，我们终将会找到解决问题的方法。

我们就是精神，自由的精神。我们在精神层面彼此相通，因为我们知道，这一层面永不会从我们身上消失。在精神层面，我们是一体的，我们是自由的。

一切就是如此。

# 安全的世界

你可能愿意把手放在身体的两侧，而不是伸出手与别人分享爱。我们已经讨论过许多事情，我们每个人都是相关的。我们谈论过积极的事情，也讨论过消极的事情；我们谈论过令人恐惧的事情，也讨论过令人沮丧的事情；我们还谈论过我们走到某个人跟前说声"你好"都会害怕的事情。即便如此，许多人仍然不相信我们可以照顾好自己，仍然感到失落和孤独。

我们已经花了许多时间来改变自己，也注意到自己的生活发生了改变。**过去的许多问题已经不再是问题，改变不会在一夜之间发生，但只要我们持之以恒，事情就会朝着积极的方向发展。**

　　请与你身边的人分享你的能量与爱，要知道真心地给予就会收获别人真心的回报。请敞开心扉，这样就能将爱、支持与关怀带给每个人。让我们把爱传递给那些无家可归的人，传递给那些沉浸在愤怒、恐惧或痛苦中的人，传递给那些被抛弃的人以及即将离世或者已经离世的人。

　　让我们与每个人分享爱，无论他们是否接受。哪怕我们的爱遭到拒绝，我们也不会受到伤害。让我们将整个世界都放在我们的心里，包括鱼儿、鸟儿等小动物，也包括植物以及所有的人。请记得把那些让我们感到愤怒和沮丧的人、那些不与我们同路的人、那些看起来罪恶的人也放在我们心里。他们感觉到安全时，才能开始认识真实的自我。

　　你看到和平传遍了整个世界。要知道，你现在正在为世界的和平做贡献，你要为自己有能力做些事情感到高兴。你是一位美丽的人，要认识到自己有多棒，要知道这一切都是真实的。

　　一切就是如此。

## 爱自己的一切

　　我希望你能回到 5 岁，能够尽可能地看清自己。请看着那个小孩，伸出你的双臂对他说："我是将来的你，我来这里是为了爱你。"请拥抱他并将他带到现在。现在，你们俩都站在镜子前，这样你们就可以用爱的目光注视对方了。

你会发现，你的身上还有一些部分是有问题的。请再次回到你出生的那一刻。你浑身湿漉漉的，凉风掠过你的身体，你历经艰辛，来到了这个世界上。灯还亮着，你还带着脐带，你感到害怕。然而就在这里，你准备好在地球上开始新的生活了。请爱这个小孩。

请回到你刚刚学走路的时候，你站起来又倒下去，站起来又倒下去。突然，你迈出了自己的第一步，然后可以一步接着一步地向前走了。你为自己感到自豪。请爱这个小孩。

请回到你上学的第一天，你不想离开妈妈，你勇敢地跨入了生命中的新阶段，你尽了最大的努力适应这种状况。请爱这个小孩。

请回到你 10 岁的时候，你能记住发生的一切了，它们可能是精彩的，也可能是令人害怕的，你正竭尽全力渡过难关。请爱这个 10 岁的小孩。

接下来是你刚刚进入青春期的时候，你十多岁了。这可能让人兴奋，因为你终于长大了。但这也可能很吓人，因为你要承受许多同辈压力，你的形象和举止都要恰当。你尽力去应对。请爱这个少年时代的你。

然后，请回到你高中毕业的时候，你知道得比父母多了，你准备开始自己想要的生活。你总是很勇敢，但也总会感到害怕。请爱这个年轻人。

现在，请回忆你参加工作的第一天。你第一次挣到钱，你如此自豪。你想要把事情做好，你还有许多东西要学习。你已经尽力做到最好。请爱这个人。

想想你生活中的另一个里程碑，你的婚姻、你的孩子或你的新家。这可能是一段美妙的历程，也可能是一段可怕的经历。你总算将所有的事情处理好了，你已经尽了最大的努力。请爱现在的自己。

现在，把你身体里的这些部分都移到镜子前，这样，你就可以用充满爱的目光看着他们。还有一个部分正向你走来，他是未来的你，他张开双臂站在镜前，说："我在这里，我爱你。"

一切就是如此。

## 感受自己的力量

请感受自己的力量，呼吸的力量、声音的力量、爱的力量、原谅的力量、改变的力量。

请感受自己的力量，你是美丽的、神圣的、伟大的。你值得拥有一切美好，不是一部分的美好，而是全部的美好。

请感受自己的力量，并与这种力量和平相处，因为你是安全的。张开双臂，带着爱去迎接新的日子。

一切就是如此。


# 光出现了


坐在你的伙伴对面，握住他的双手。你们注视着对方的眼睛。深呼吸一次，放下你心中的恐惧，再深呼吸一次，放下你心中的评判。你和他待在一起，你在他身上看到的就是你的影子，你的看法反映着你的内心。

没错，我们都是一体的，我们呼吸的是同样的空气，喝的是同样的水，吃的都是这个地球带给我们的食物，我们有同样的期望和需要，我们都想要健康，我们都想要爱与被爱，我们都想生活得舒适、宁静、富足、充实。

我们用爱看着这个人，愿意接受爱的回报，知道自己是安全的。当你看着自己的伙伴时，请祝福他们健康，祝福他们拥有充满爱的人际关系，无论他们去哪里都会被爱包围。请祝福他们生活得安全、舒适、富足，要知道你的祝福都会回报到你身上。请将这些最美好的祝福献给他们，并相信他们值得最美好的事物，你会看到他们愿意接受这些美好。

一切就是如此。

# 后记

以前，我唱歌唱得不好。现在我仍然唱得不好，但是我更勇敢了。在研习班和团体活动结束时，我会带领大家唱歌。或许有一天，我会去学习唱歌，不过我现在还没有时间去做这件事。

一次，在我领唱的时候，负责音响系统的人关掉了我的麦克风。我的助理约瑟夫·瓦蒂莫（Joseph Vattimo）问那个人："你在干什么？"那个人说："她跑调了！"真是太尴尬了。现在，我完全不再关注这种事情了。我只是要唱出我的心声，这样我的心似乎也更开放了一点。

我的一生中有一些不同寻常的经历，在我的内心深处，最能触动我的经历就是与艾滋病病人一起工作的经历。现在我能拥抱的人，在 3 年前我连看都不敢看。我已经超越了我个人的局限。作为回报，我也获得了如此多的爱——无论我去哪里，人们总是给我无限的爱。

1987 年 10 月，我和约瑟夫去华盛顿，争取为艾滋病人群提供一些帮助。我不知道有多少人了解"艾滋被子"。这非常不可思议。许许多多来自全国各地的人聚集在一起，将他们用爱心制作的布片缝在一起，做成一张巨大的被子，纪念那些死于艾滋病的人。

当我们到达华盛顿时，布片被分成几个部分，摆放在华盛顿纪念碑和林肯纪念堂之间。早上 6 点，我们开始念那些被纪念的人的名字，人们将相应的布片找出来，然后一块一块地将它们拼接在一起。这是多么感人的时刻，你能想象，到处都是在哭泣的人们。

当我手里拿着名单正准备念时，有人拍了一下我的肩，我听到有人说："我能问你一个问题吗？"我转过身时，一个年轻人正站在我的身后。他看到我的名牌，大声叫道："露易丝·海！噢，上帝啊！"他变得异常兴奋，一头扎到我的怀里，我们相互拥抱，可他开始不住地抽泣。终于，等他能够控制住自己的情绪时，他告诉我，他的爱人读了我的很多书。在快要离世时，他的爱人请求他读一段我的书中有关治疗方法的内容。他读得很慢，他的爱人也和他一起读。他的爱人说的最后一句话是："一切都是美好的。"然后，就离世了。

现在，我就站在他面前，让他情难自已。等到他足够平静时，我对他说："那你想要问我什么？"看起来，他未能按时做完代表他爱人的布片，他想让我在名单上加入他爱人的名字，正好碰到了我。我非常清楚地记得这一刻，因为这让我知道，生命如此简单，重要的事情也是如此简单。

我想和你分享一段埃米特·福克斯（Emmett Fox）说过的话。也许你不知道埃米特·福克斯是谁，他是 20 世纪 40 年代至 60 年代早期非常有名的教师，是我认识的头脑最清晰的教师之一。他写过几本很棒的书，我最喜欢其中的这些话：

没有什么困难是足够的爱不能战胜的，没有什么疾病是足够的爱不能治愈的，没有一扇门是足够的爱不能打开的，没有一道鸿沟是足够的爱不能跨越的，没有一堵墙是足够的爱不能推翻的，没有一种罪恶是足够的爱不能救赎的。无论麻烦有多大，泥潭有多深，前景有多绝望，爱都会消融一切。如果你有足够的爱，你就是这个世界上最快乐、最有力量的人。

你知道的，这是真的。虽然这听起来很神奇，但事实就是如此。你要做些什么，才能让自己成为这世界上最快乐和最有力量的人呢？我认为，我们内心的旅程才刚刚开始，我们只是刚刚开始学习寻找内心的力量。如果我们退缩了，我们就找不到它了。我们越能敞开自己，就越能找到宇宙的力量来帮助自己。我们有能力实现不可思议的成就。

请深呼吸，扩展胸膛，让你的内心有更宽敞的空间。请不断地进行练习，你迟早会突破障碍。今天就是你的新起点。

我爱你

露易丝·海